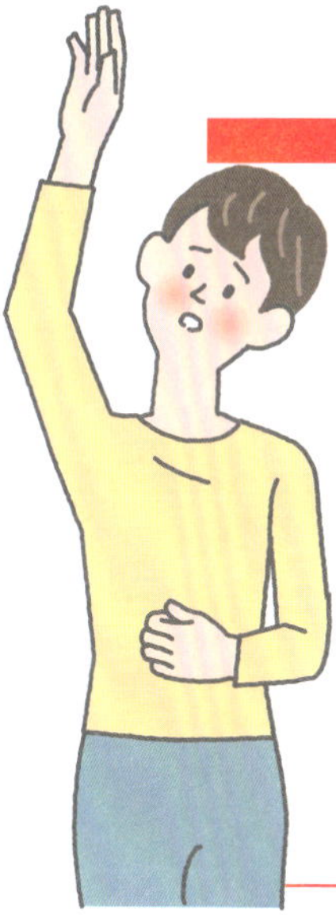

圖解
姿勢調整，
擺脫僵硬身體！

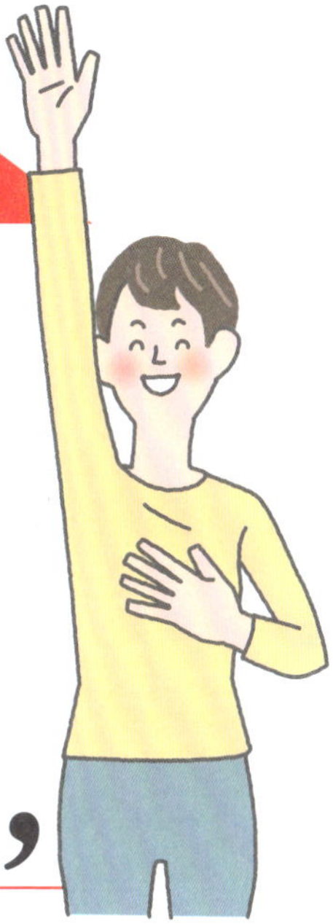

作者 「專治罕病患者」
專業理學療法士、亞歷山大技巧教師
大橋SHIN

監修 醫師
芦田京子

楓葉社

本書的小機關

STEP 1

輕鬆地閱讀本書

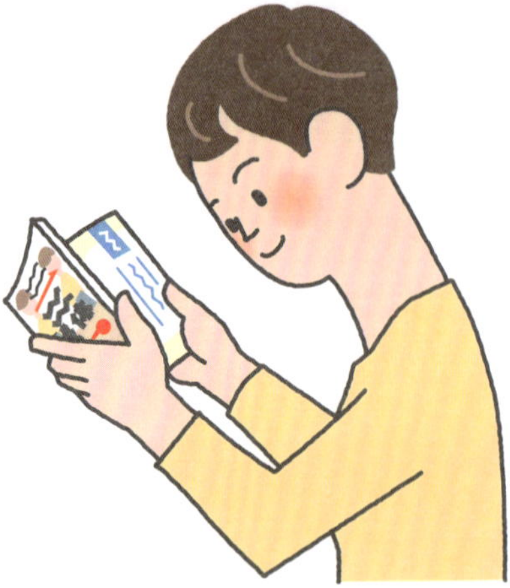

STEP 2

對「身體的想像」改變

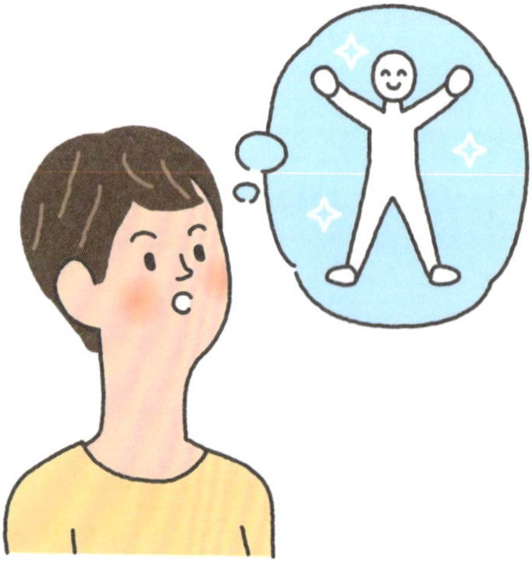

STEP 3

身體隨著
「對身體的想像」而改變

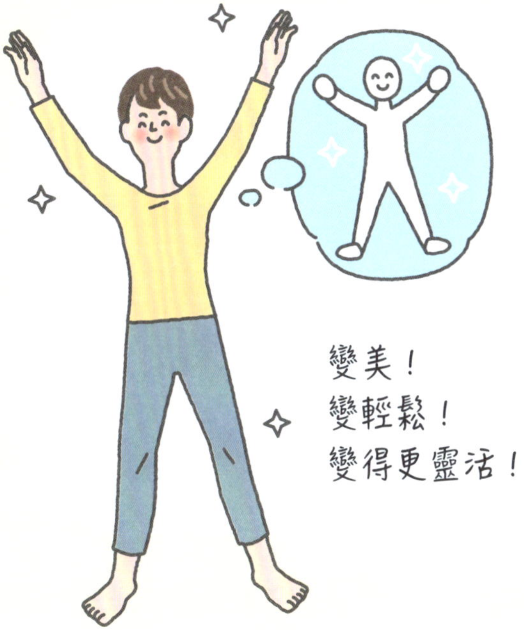

STEP 4

變成「神」等級的

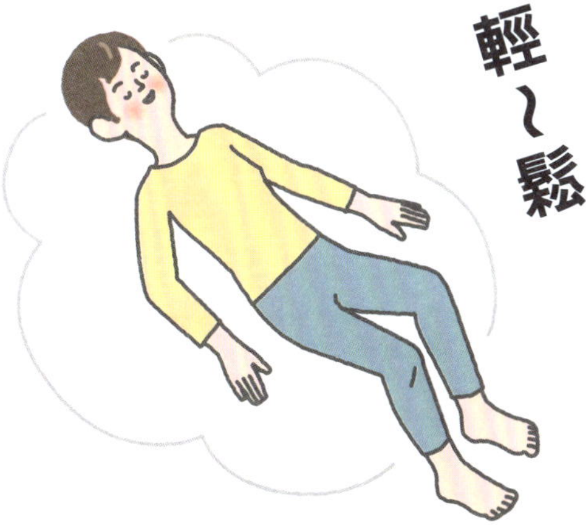

親身經歷的故事請翻到116頁

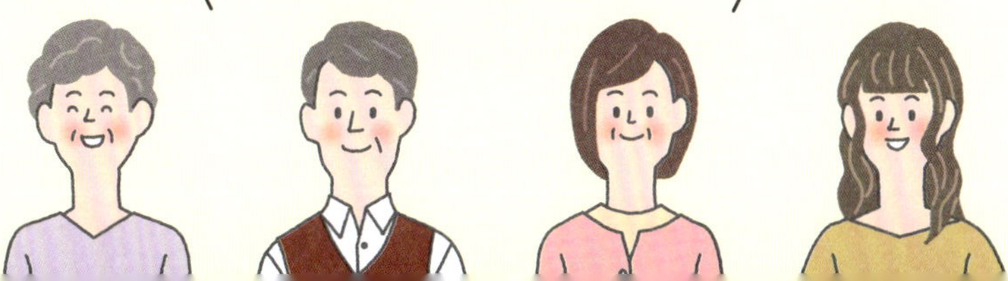

前言

光看插圖就能調整身體？

「哪有這種事！」應該有不少人是這個反應吧？

但其實這非常合理喲。

現代社會充滿了壓力，導致我們的身體肌肉幾乎都有「慢性緊繃」的問題。

有些人應該一直覺得身體不太舒服對吧？

就算去骨科或是按摩，也無法根治這些不適。

這是因為我們對自己的身體有著「天大的誤會」。

「與其改善身體，不如先改善想法」。

在我幫助數千名醫院都放棄治療的患者痊癒的過程之中，我得出了上述的結論。

這本書要幫助大家擺脫「錯誤的想像」，讓大家不再莫名受到「肌肉慢性緊繃」所苦。

要帶著大家回想小時候能在草叢盡情奔跑，「沒有半點僵硬與疼痛，自由又柔韌的身體」，然後找回這樣的身體。

我已為大家設計了這種最棒的姿勢矯正菜單。

最核心的概念就是在不知不覺之中，讓肌肉放鬆的「亞歷山大技巧」，這項技巧目前也是媒體的當紅炸子雞。

邀請大家一起體驗，什麼是「努力以及接受治療也無法獲得的神級放鬆感」。

「專治罕病患者」專業理學療法士、亞歷山大技巧教師　大橋SHIN

監修的話

就調整自律神經這點來看，本書《圖解姿勢調整，擺脫僵硬身體！》的概念也十分合理。

本書要帶著大家瀏覽插圖，讓「似有若無的意識」帶著身體朝向更健康的方向前進。

讓不舒服的身體變得更加輕鬆，讓身體堵住的部分得以疏通。

請讓身體跟著這種自由與解放的感覺走。

書中的某些插圖恐怕是大家未曾思考、也未曾想像過的，但正因為如此，才能讓身體那些「失衡的部分」得到一絲名為希望的曙光。

將注意力放在身體，心情就會漸漸地沉靜下來。

透過書中內容讓身體變得沉靜與放鬆，副交感神經就會活躍，自律神經也會變得穩定。

雖然本書要幫助大家調整自律神經，但真正想傳授的是，在最近逐漸成為自我養生術的冥想或是正念。

大橋老師根據自己的痛苦經驗，以及豐富的治療成績來鑽研亞歷山大技巧，一心想著「讓擁有相同痛苦的患者得到解脫」，每天照顧來到面前的患者。

但願能有更多人看到本書，並因此得到救贖。

AshidaClinic 院長

芦田京子

目錄

哪裡出問題了？

改善背部僵硬與疼痛

許多人的身體
都發生了「某種現象」。
大家覺得是什麼現象呢？

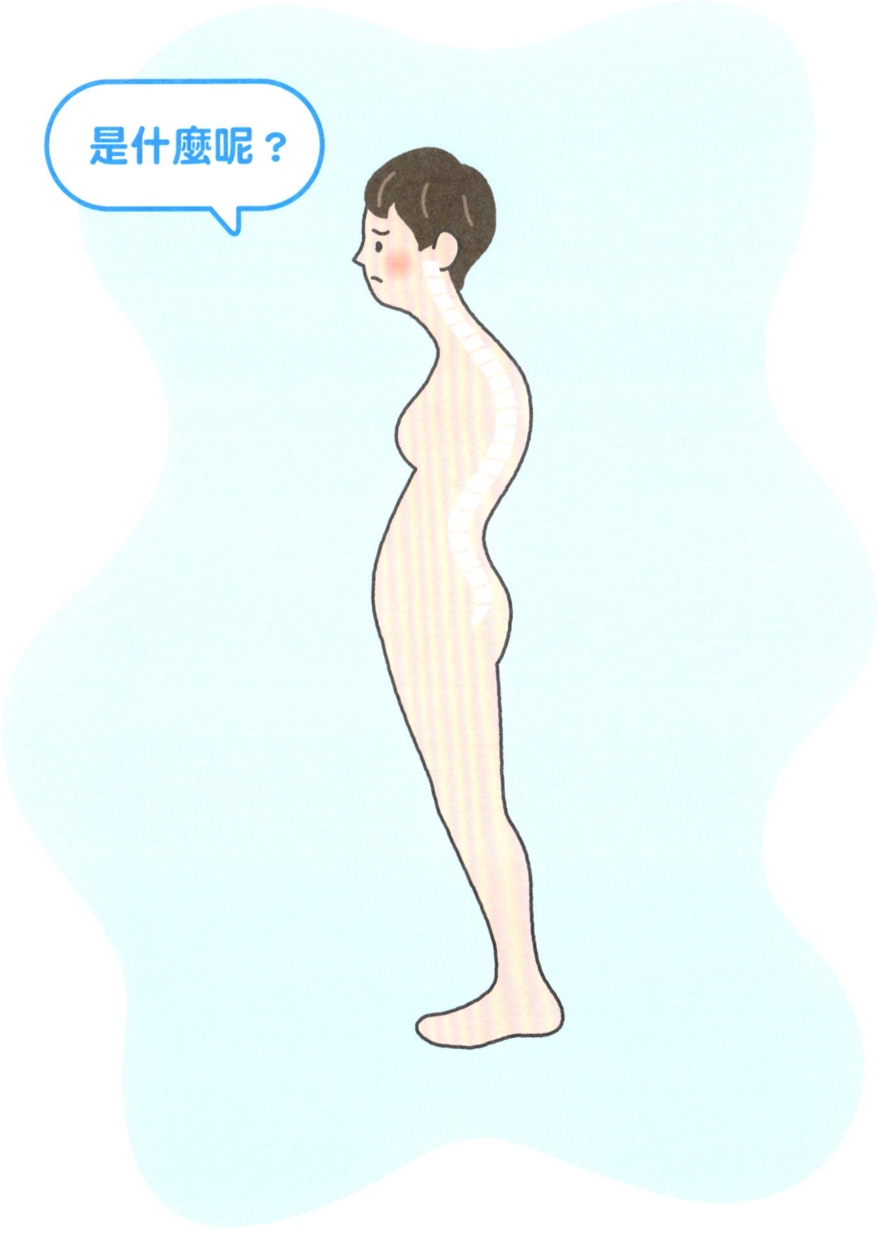
是什麼呢？

跟著插圖
一起調整
體型

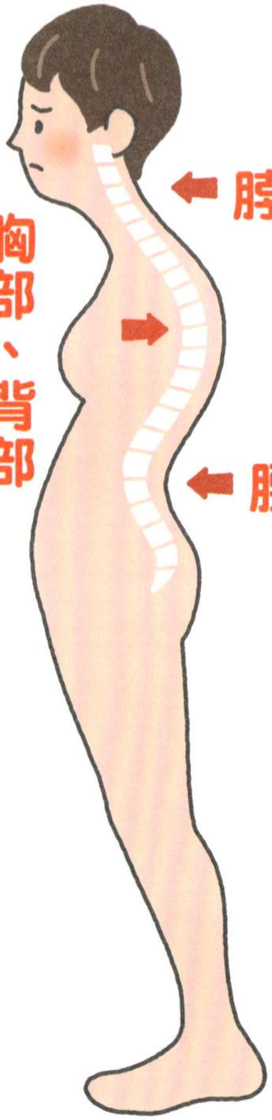

不知不覺發生的「身體擠壓」

若是發現身體擠壓的現象，就有機會改變身材。第一步先從注意身體是否有擠壓現象開始！

一下子就覺得很疲勞，想做的事情都做不到……

這樣的人，身體都發生了「某個現象」。大家覺得是什麼呢？

答案是「身高變矮」。

身體的每個部位都有自己的重量，而當這些重量無法維持均衡時，就會出現身體擠壓的現象，尤其是脖子、胸部、背部與腰部一帶，最容易發現這種現象。

如果身體的某些部位出現擠壓的現象，會有什麼後果呢？肌肉會變得緊繃，不讓這些部位繼續擠壓。

如果你沒發現這類擠壓現象，硬拖著緊繃的身體工作，工作很有可能會不太順利，或是一下子就覺得很疲勞。

身體在履行職責的時候，當然也想保持輕盈，也希望在不用工作的時候保持輕鬆。

請大家先問問自己，是不是正在做一些不需要做的事情，說不定**會發現身體的生理機制正在避免各部位出現擠壓的現象**。

意思是，要戒掉任何壞習慣的第一步，就是先發覺自己正做著壞習慣。

要改善這種「身體擠壓」的問題，到底該怎麼做呢？

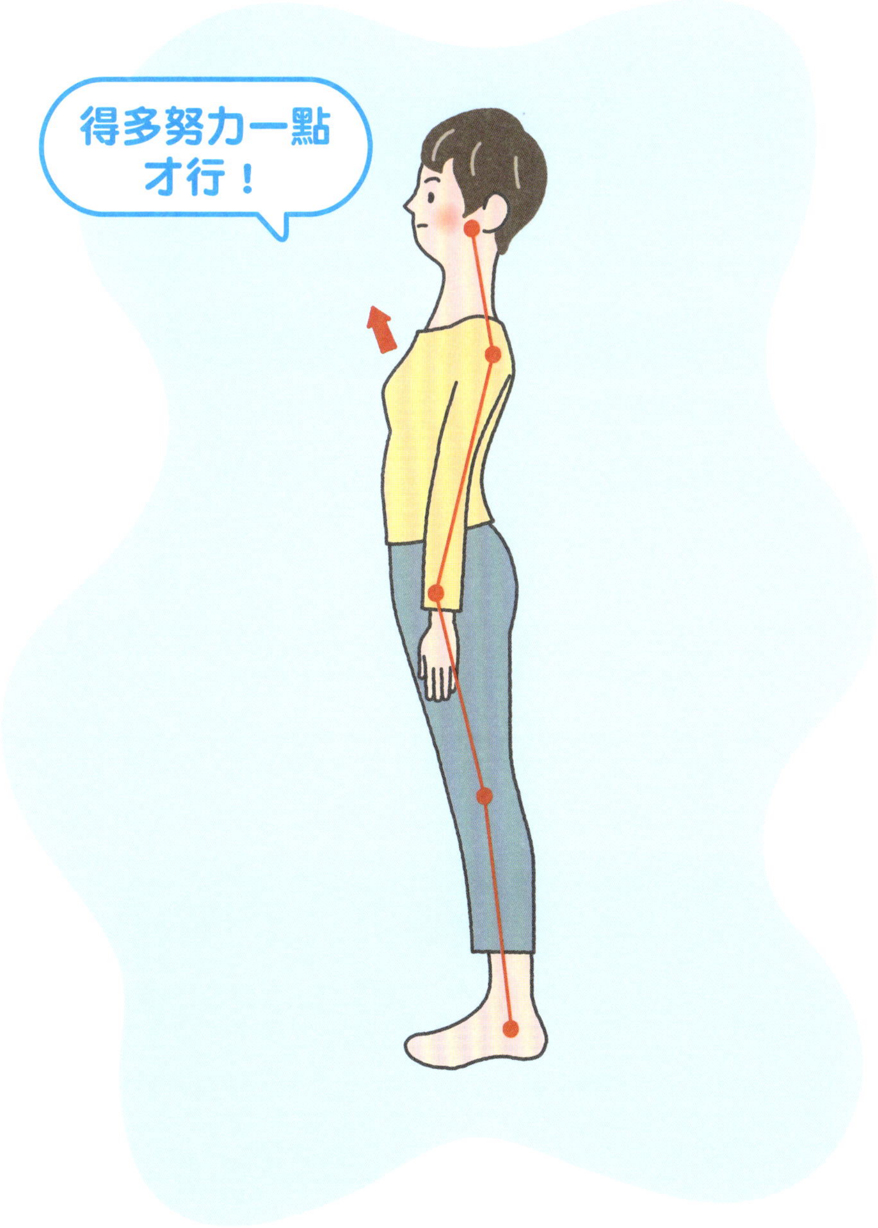
得多努力一點
才行！

跟著插圖一起調整**體型**

不做無用的努力，靠著骨頭站直

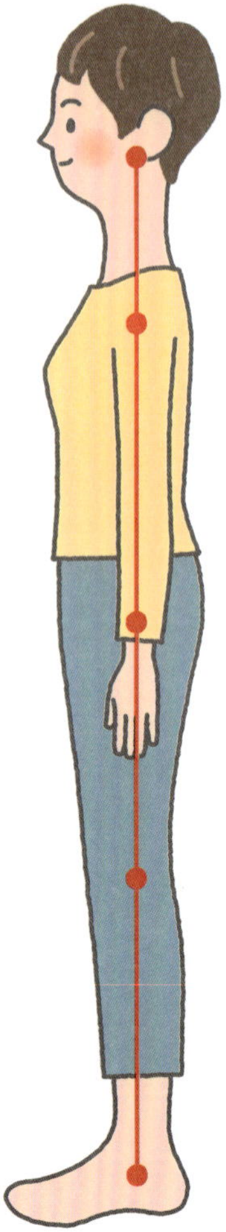

就算讓重量由上往下壓，骨頭也不會被壓扁

為了不讓身體被擠壓，大家覺得應該怎麼做呢？

肌肉用力，讓胸部往後反折？

用力抵抗擠壓其實是種「多餘的努力」，反而會弄巧成拙，讓身體變得更不舒服！

此時有個部位能幫助我們撐住身體。

那就是骨頭。就算讓重物由上往下壓，骨頭也不會被壓扁。

一如插圖所示，讓上半身壓在雙腳的正上方，再讓頭部壓在上半身的正上方，讓身體依照這種順序保持平衡，身體的重量就會透過骨頭傳導到地面。

只要能讓骨頭托住身體的重量，就不會出現擠壓的現象，也不用擔心身材變形，所以也不需要刻意繃緊肌肉。

得到解脫的肌肉會變得柔韌，也能在需要緊繃的時候緊繃，扮演自己該扮演的角色。

支撐身體姿勢的是骨頭，不是肌肉，還請大家透過「親身」體會這點。

最重要的事情

改善肩頸僵硬

要消除全身的緊繃，
大家覺得最重要的
「身體部位」是哪裡呢？

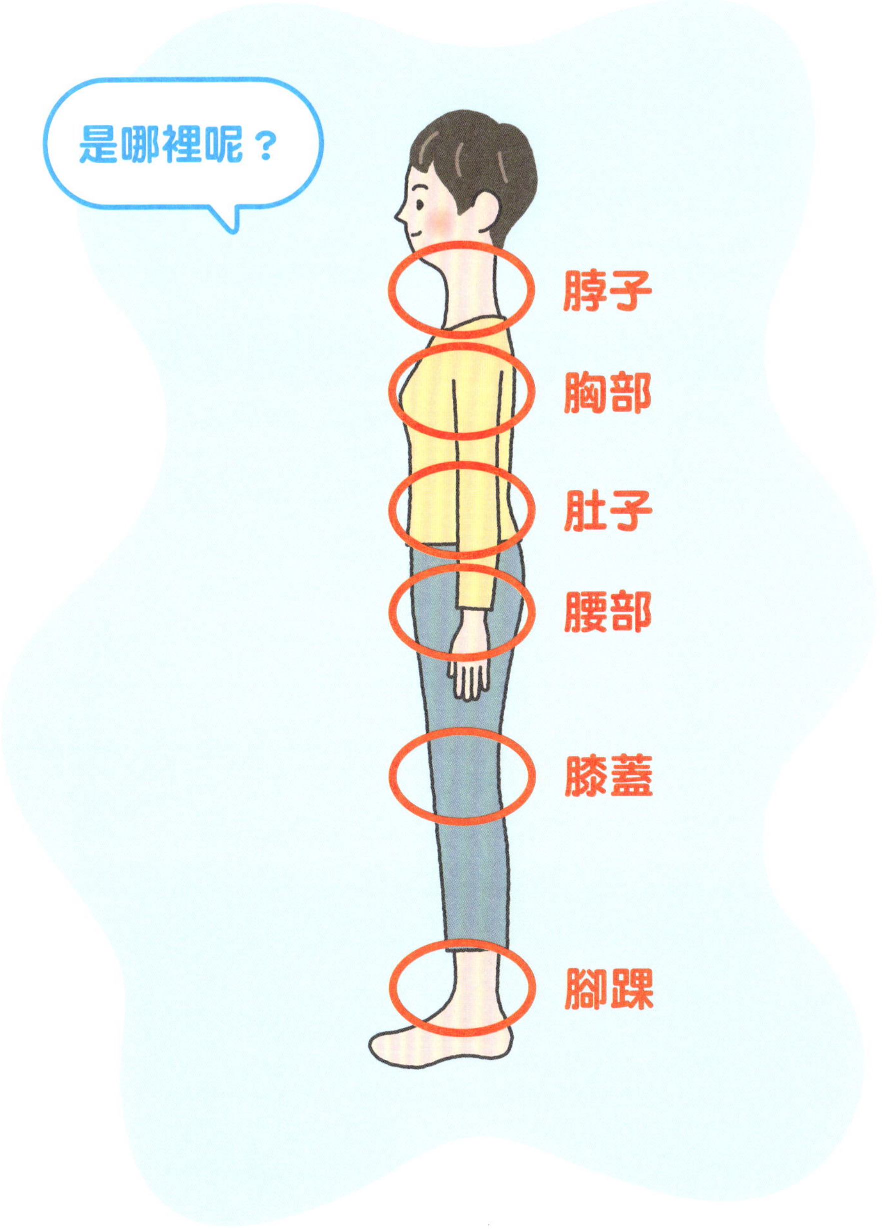
是哪裡呢？
脖子
胸部
肚子
腰部
膝蓋
腳踝

跟著插圖
一起調整
體型

讓最重要的「脖子」變長與變得靈活

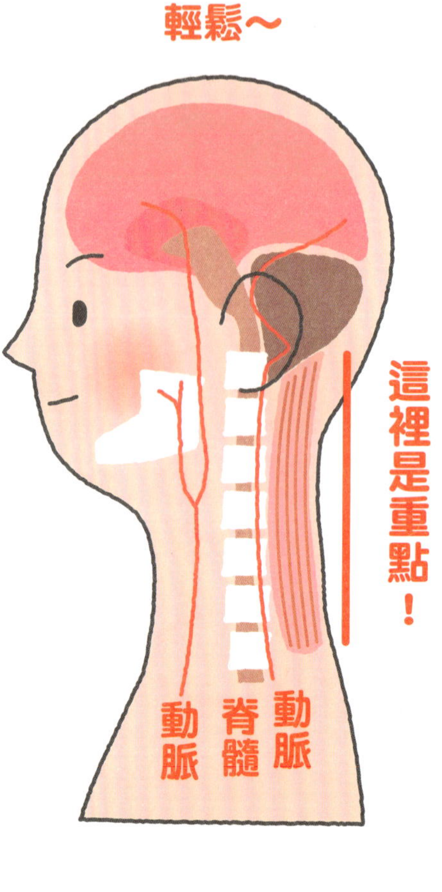

「脖子後面的肌肉」緊繃是萬惡的根源

要想活動自如，最重要的關鍵在於別讓「脖子後面的肌肉」緊繃。只要插圖標記的部位放鬆，頭部與脊椎就能靈活運動。

反之，當脖子變得僵硬，頭部與脊椎就會互相牽制，所有的活動都會變得卡卡的，要想正常活動就得耗費更多力氣。

人類與其他的脊椎動物的最大弱點就是脖子。連接大腦與身體的脊髓與動脈都會經過脖子，所以脖子若是被勒緊，或是被咬住，全身就會動彈不得。

真正的問題在於，頭部因為脖子後面的肌肉變得僵硬而無法靈活運動這點。**這不僅會讓身體無法自由活動，還有可能引起骨牌效應，造成「大腦的血液循環變差、腦內荷爾蒙分泌失衡、自律神經變得紊亂、血壓上升、心血管承受多餘負擔」這些問題**。

這些都是會造成「文明病」的問題，所以早點了解脖子後方的肌肉有多麼重要，讓脖子得到解脫吧。

接下來要帶著大家放鬆脖子後方的肌肉。

頭與脖子

改善頭痛與脖子痛的問題

話說回來，
「頭」與「脖子」的分界線
在哪裡呢？

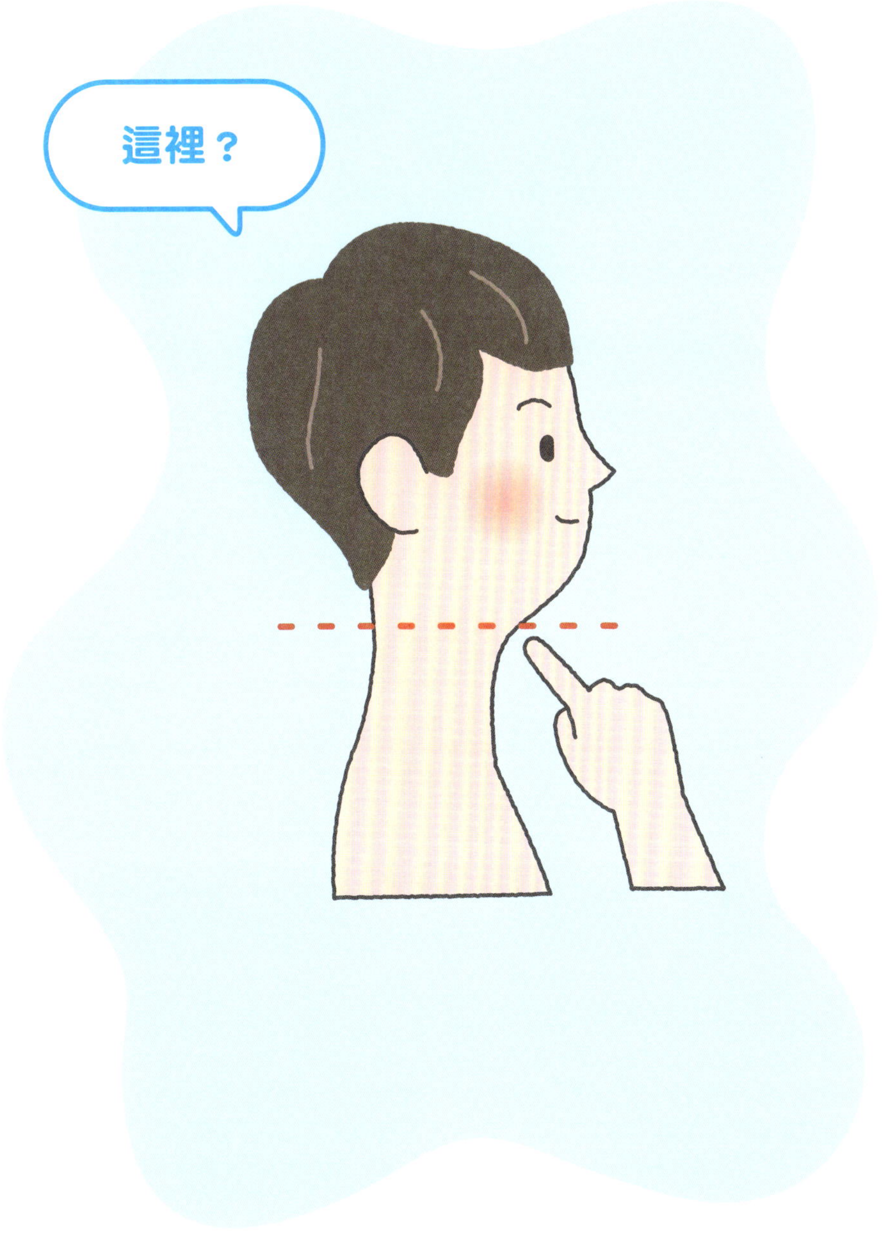
這裡？

跟著插圖一起調整體型

以「耳、鼻的連線」區分頭部與頸部

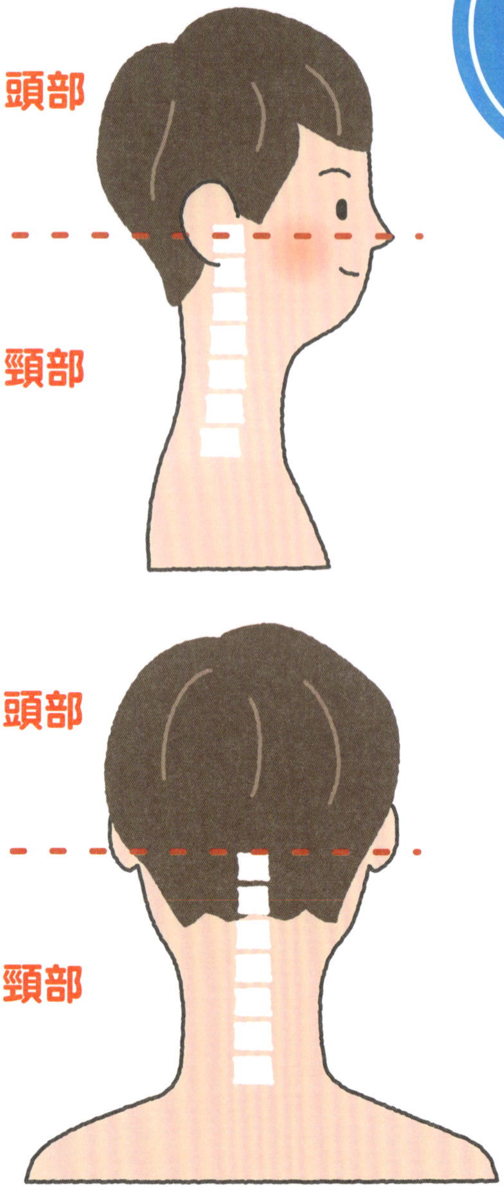

光是了解「頭部」與「脖子」的分界線，脖子就能變得輕鬆

話說回來，大家可知道頭部與脖子的分界線在哪裡？

我想，應該有不少人都以為是第一張插圖畫的那樣，落在「喉嚨根部」。一般來說，高領毛衣領口的上緣會剛好落在頭部與脖子的分界處。

不過，若從醫學或是解剖學的角度來看，這種分法是錯誤的。頭部與頸部的分界線還要再更上面，差不多是在耳朵的高度，也就是耳朵洞與鼻頭連成一條水平線的位置！

頭骨（頭蓋骨）與最上方的頸骨會於這個位置相接。**頭部其實比想像來得小，有相當的比例都屬於頸部**。

雖然頭骨無法活動，但是頸骨卻是連續性的結構，所以可以活動，而且能托住與保齡球一樣重的頭部，儘管此時的頭部會稍微地晃動，但頸部還是能讓頭部保持平衡。如果頸骨無法活動，肌肉就得一直收縮，才能避免頭掉下來，這樣肌肉當然很疲勞。

了解頭部與脖子的分界線之後，頭部就能落在脊椎正上方，脖子的肌肉也能變得輕鬆，恢復原有的柔韌度。

請試著抬頭與伸長脖子。

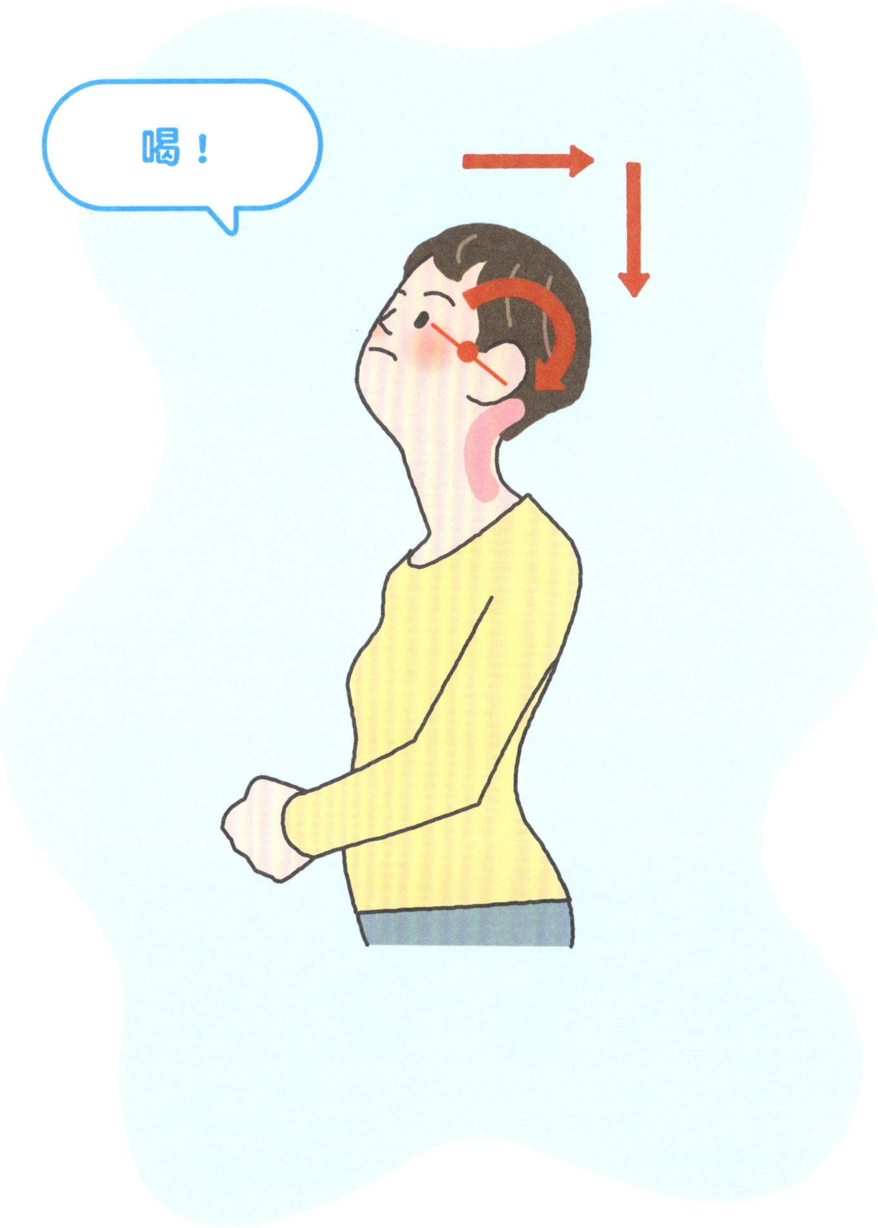
喝！

跟著插圖
一起調整
體型

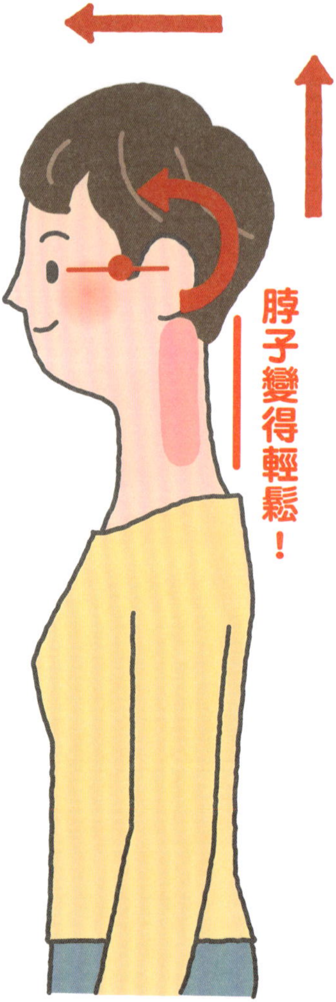

頭部往前方、上方移動

「頭部往前方、上方移動」，脖子的後方就不會壓扁

第22頁提過「伸長脖子，讓脖子變得輕鬆」對吧？不過這時候可不能太過用力「拉長脖子喔！」

在緩緩用力拉長脖子時，請觀察頭部移動時，產生了什麼樣的感覺。

應該會覺得脖子往後仰，下巴與胸口往前突出對吧？

但這麼一來，頭部的重量就會落到後面，脖子就會縮短，脊椎也無法靈活地運動了。

想要改善身體狀況的想法是值得讚許的，但本書卻希望大家先把這些想法放在一旁。

「讓脖子伸長，放鬆脖子」的重點在於「方向」。**請依照插圖的方向，讓「頭部往上往前移動」，感覺就像是沿著倒C的曲線移動**。

如此一來，應該就會覺得頭部輕輕地落在脊椎上面。千萬不能讓頭部用力往上拉。

當脊椎撐住頭部，脖子的肌肉就不用出力，也就能夠放鬆。要想讓全身變得輕鬆，就必須讓「頭部順著這個方向落在脊椎上面」。

脊椎、身體的中心

放輕鬆地站著，
讓肚子往內縮

話說回來，
大家知道脊椎位於何處嗎？

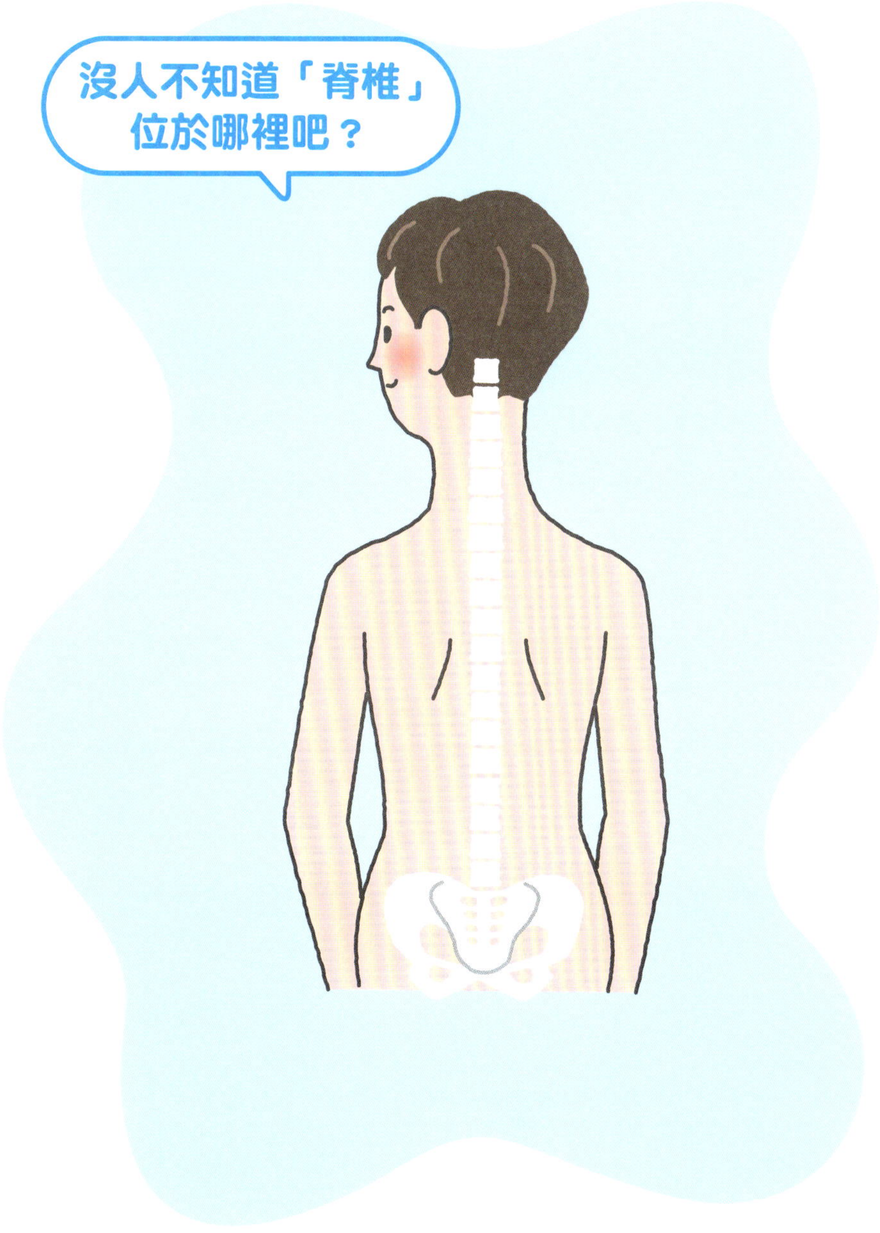
沒人不知道「脊椎」
位於哪裡吧？

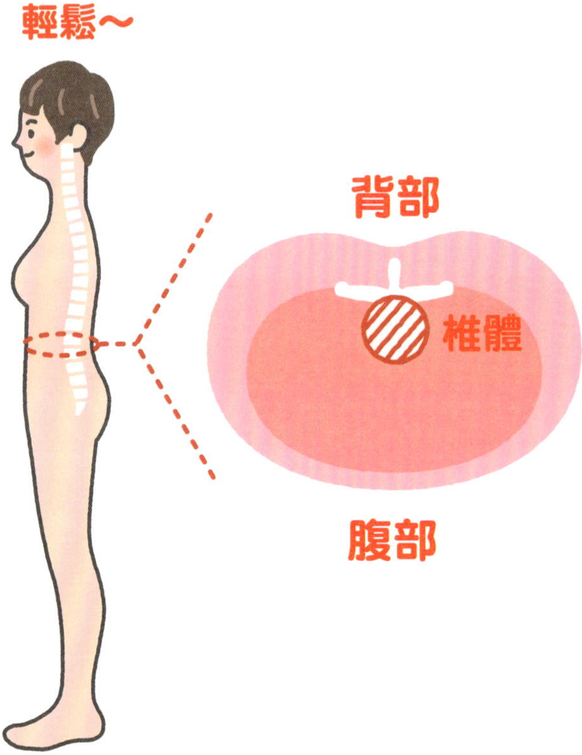

脊椎貫穿身體的正中央

只要知道「脊椎的位置比想像的更前面」，就能輕鬆地撐住身體

每當被問到「脊椎位於哪裡？」你一定會想起背部隆起的骨頭對吧？

沒錯，那也是脊椎的一部分。

不過，從插圖可以發現，在脊椎之中，負責撐起身體的核心部位「椎體」比我們想像的更接近身體中心位置！

許多人都以為脊椎撐住的是背部。

所以很多人想要「調整身體的姿勢」時，都會讓背部的肌肉收縮，但這麼一來，肩膀、腰部、脖子都會變得很僵硬……也會因此養成壞習慣。

遺憾的是，背部不是由脊椎支撐的。

支撐身體重量的主要部位是位於身體中心的「椎體」，椎體的位置可是比腹部、背部更加深層喔。

了解真正的支撐部位落在何處，就不會莫名地讓背部的肌肉收縮。

一旦知道背部放鬆，也不會導致身體走樣，就能放心地讓身體放鬆了。

請試著讓脊椎挺直，
讓背肌伸展

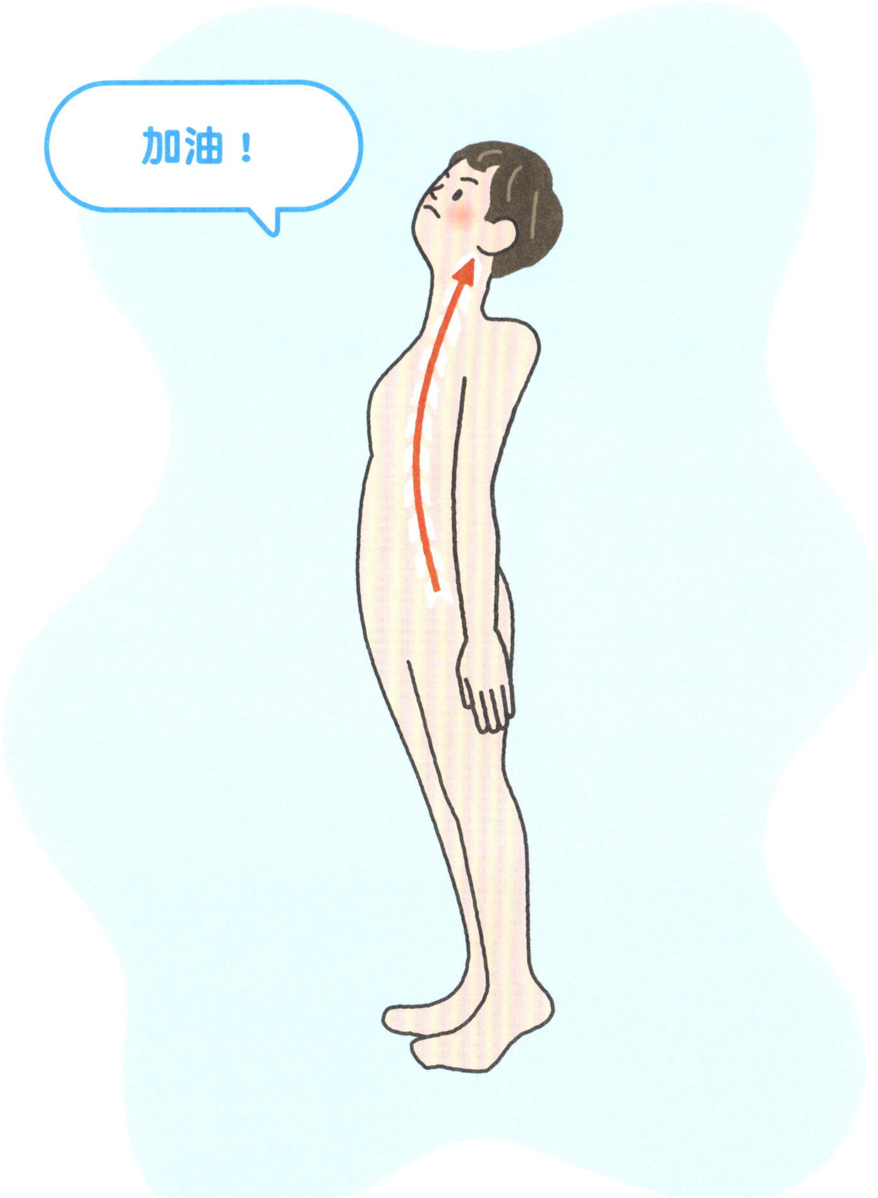
加油！

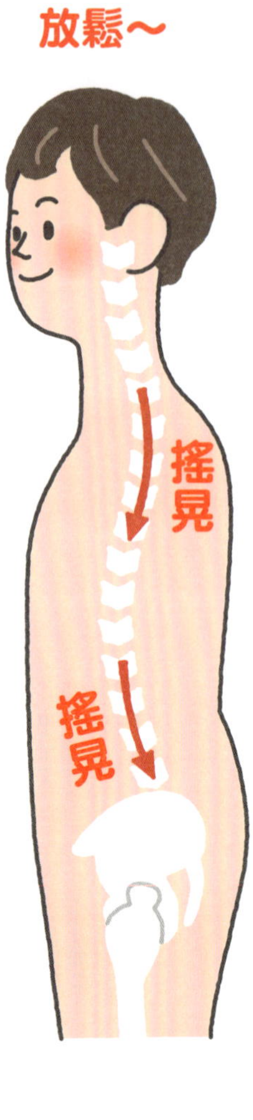

脊椎向下鬆垂

脊椎從頭部慢慢往下的感覺

大家還記得小時候被要求「背部打直」時，都是怎麼做的嗎？

應該是一起大喊「喝！」然後讓頭部往後倒，身體往上推，感覺上就是讓脊椎打直對吧？

不過，往上推，以及往後倒的頭部很重，所以負責撐住頭部的脖子就會變得很僵硬，而且這麼做，也無法讓身體的姿勢變得美麗與放鬆。

請大家想像脊椎從頭部開始往下降，然後放鬆的感覺。

有沒有感覺原本緊緊的脊慢慢地鬆開？如果有，請將脊椎想像成鎖鏈，是由很多塊骨頭組合而成的連續結構，而且每一塊骨頭都能自由活動，然後花點時間，讓身體沉浸在這種感覺之中。

當脊椎變得靈活，就能在放鬆的狀態下，讓背肌打直。**這應該與小時候被要求「背部打直」，然後變得僵硬的身體姿勢完全不同才對**。如果大家也覺得這個姿勢「與以前不同」，就應該能有效改善一直以來的壞毛病。

請試著用力擴張胸部。

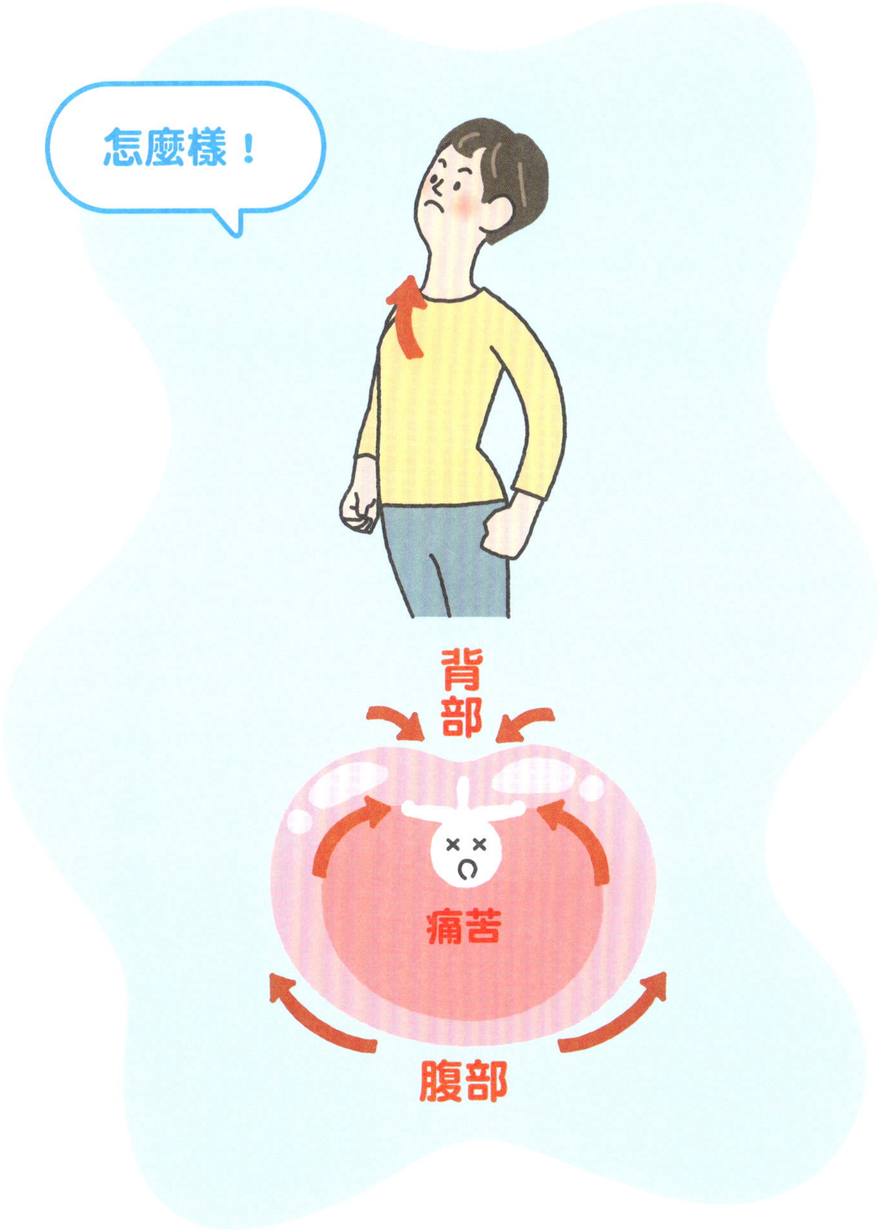
怎麼樣！
背部
痛苦
腹部

跟著插圖一起調整**體型**

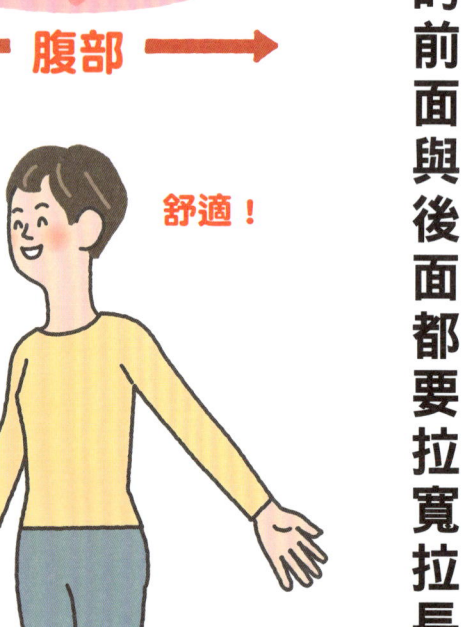

軀幹的前面與後面都要拉寬拉長

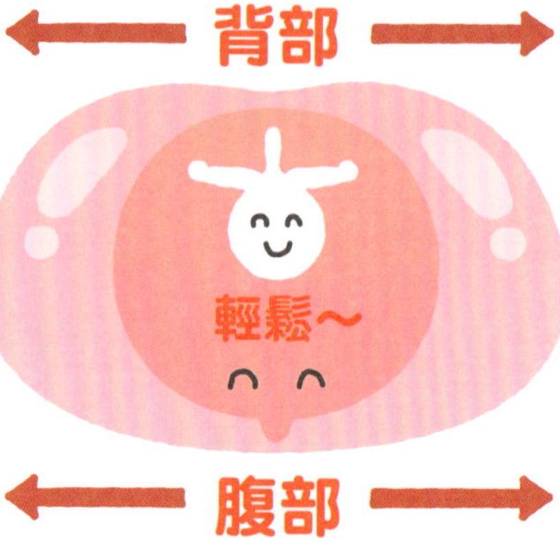

擴胸的姿勢會讓脊椎變得不靈活

如果常常擴胸，看起來的確是抬頭挺胸的樣子，而且會給人一種姿勢很端正的感覺。

不過，從後面看的話，會發現背部繃得很緊！或許有些人會覺得，這樣的姿勢才美，但這麼做，真的能讓身體放鬆與舒適嗎？

背部的肌肉比其他的肌肉更大、更有力，一旦緊繃，就會白白浪費力氣。**如果背部一直用力，「脊椎就會變得不靈活」，身體的姿勢也無法保持平衡。**

替我們微調身體姿勢的是位於內側的小肌肉（深層肌肉）。要讓這些小肌肉正常運作，就不能讓收緊背部的大肌肉（淺層肌肉）運動。

請根據插圖的指示，想像身體前面與後面都「拉寬拉長」。

讓脊椎有更多的空間活動，別讓脊椎被壓扁或是多出力，並同時讓背肌跟著放鬆。

髖關節、身體的中心

改善腰痛、髖關節節痛，讓動作變得更平順

大家想過「上半身」與「下半身」的分界線在哪裡嗎？

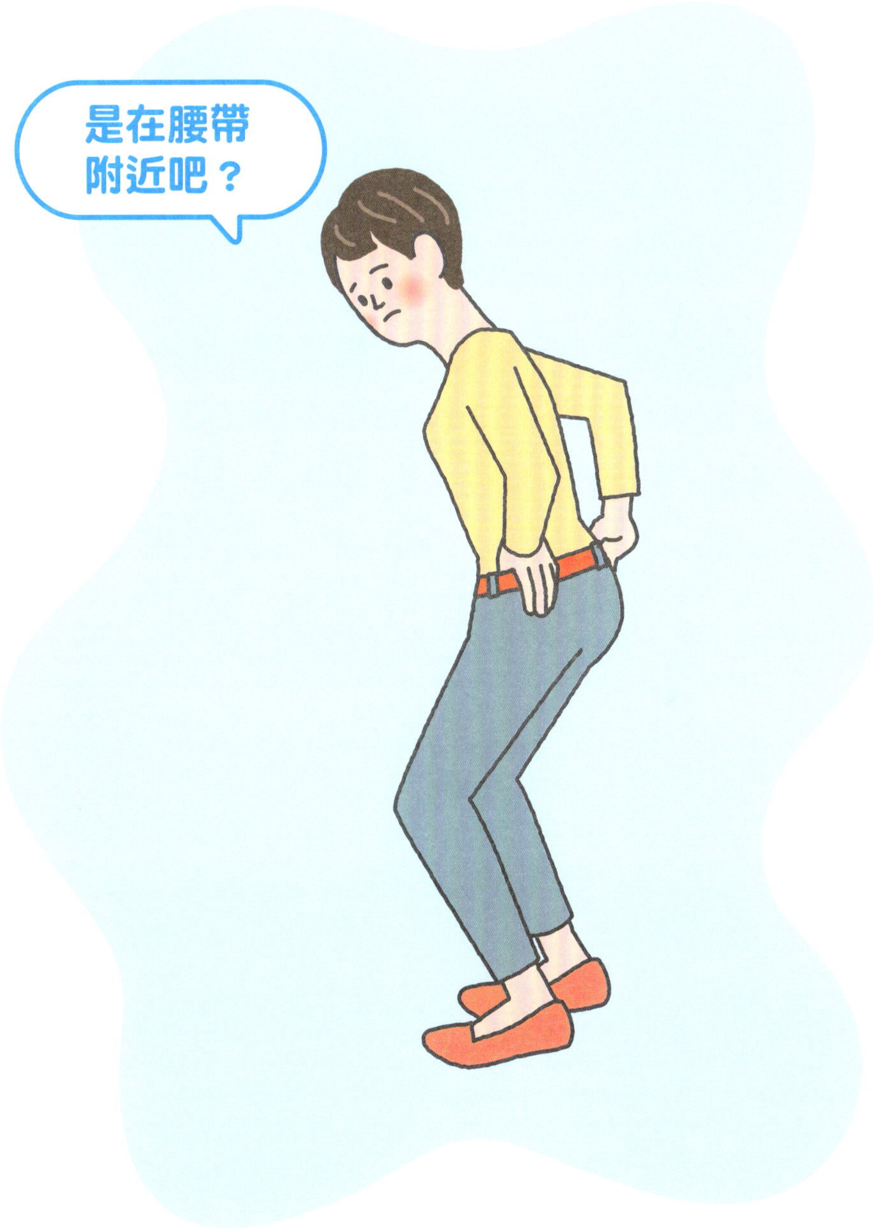
是在腰帶
附近吧？

跟著插圖
一起調整
體型

動作變得流暢！

身體於髖關節分成「上半身」與「下半身」

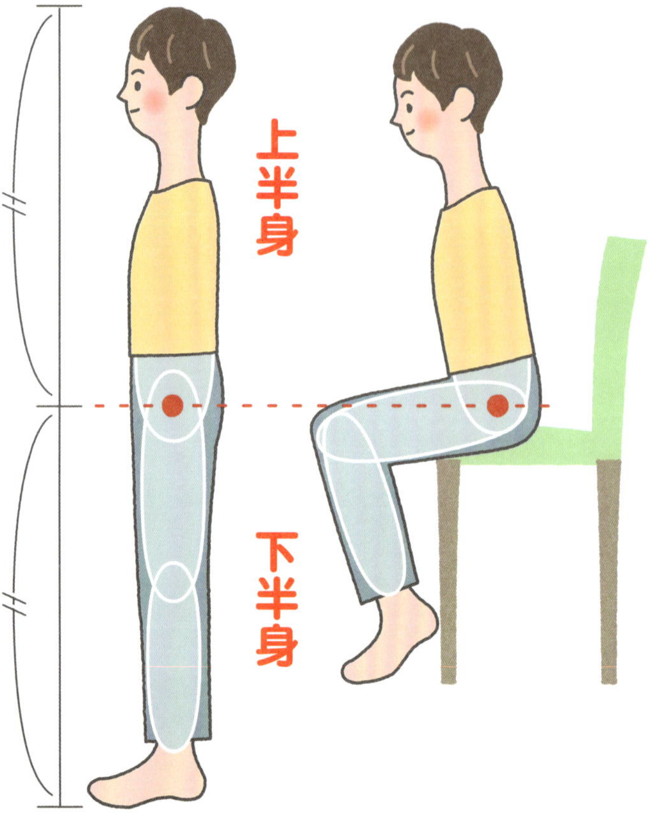

了解「髖關節為身體中心」就能讓姿勢變好，動作變得流暢

大家蹲下來的時候，會讓身體的哪個部位彎曲？

這個答案非常重要，因為這個部位與身體的靈活度或是腰痛有關。

如果答案是腰部的話，腰部沒有能讓身體彎曲的關節！

正確答案是屬於脊椎之一的腰椎。具有彈性的腰椎能夠彎曲變形，緩衝來自上下的衝擊，如果蹲下的時候，一直讓腰部出力，腰部後方的肌肉就會太過緊繃，變得僵硬。

建議大家在蹲下時，使用髖關節。髖關節位於我們身體的垂直中央處。

請大家想像一下筆記型電腦、或是早期的折疊式手機這類可以折疊的電子產品。不管是哪種產品，折疊處（軸承）都位於正中央對吧？要讓身體彎成最精巧的姿勢時，從正中央開始彎曲是最佳選擇。

學會以髖關節蹲下的方式之後，腰部的負擔就會減輕，也就能在日常生活與運動的時候，更有效率地活動身體。

骨盆

改善姿勢，提升身體敏捷度

請試著讓髖關節與骨盤前後擺動。

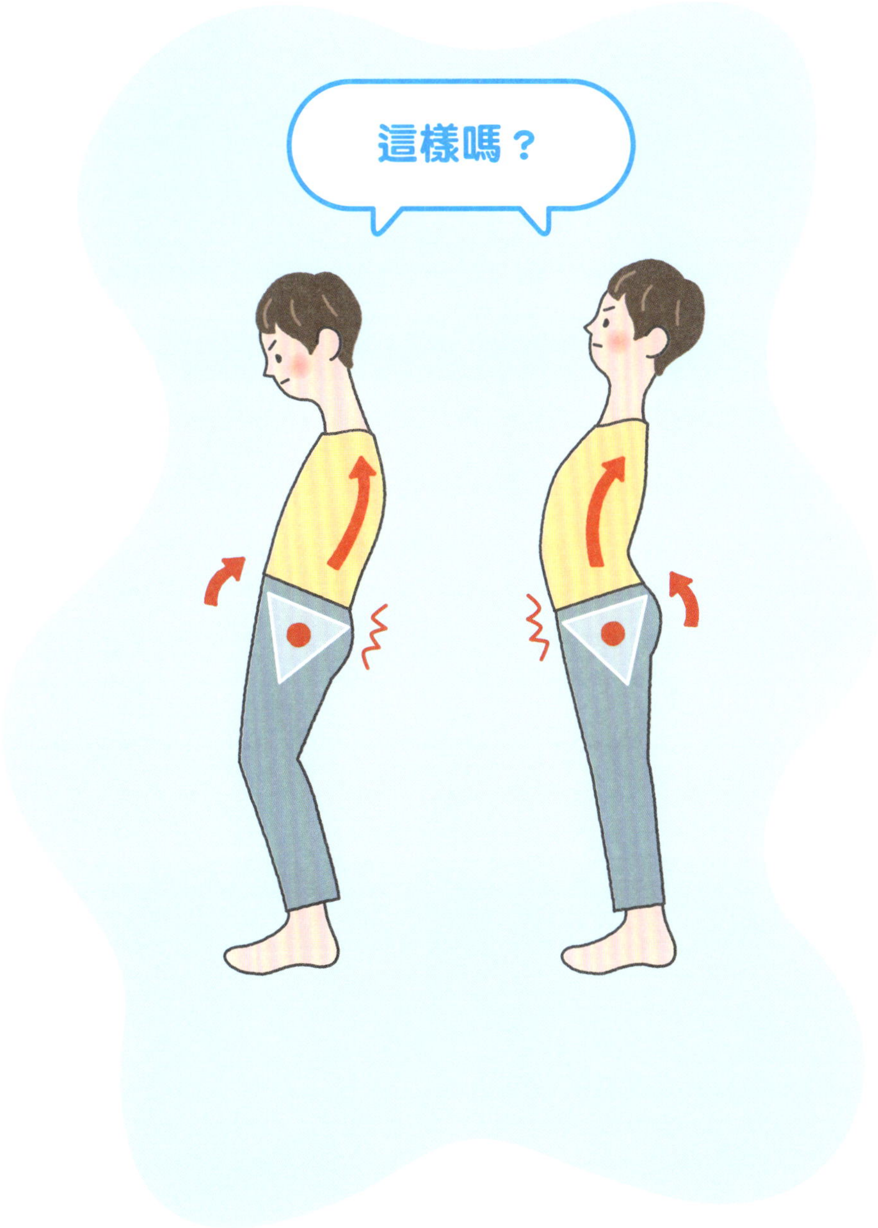
這樣嗎？

跟著插圖一起調整體型

輕鬆～

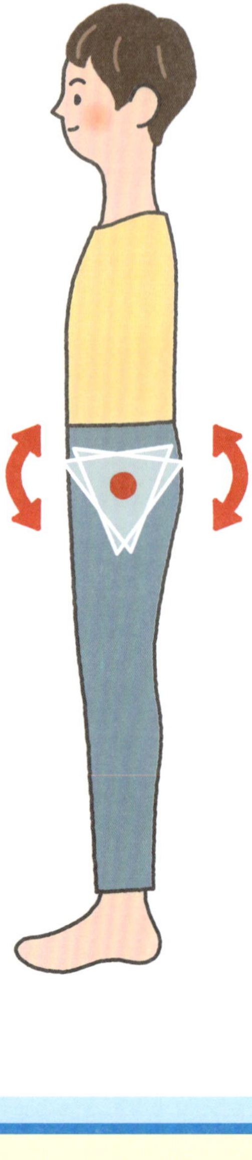

骨盆隨時都是鬆動的

拿掉髖關節、骨盆的枷鎖，身體就能重獲自由

身體姿勢不正確的人通常與前一頁的插圖一樣，有「腰部反折」或是「駝背」的問題。

這兩種姿勢的共通之處在於「骨盆不夠放鬆」。

我介紹的優美姿勢具有「美觀、輕鬆、靈活」這三大要素。有些人覺得「腰部反折」很美觀，是很棒的姿勢，但是這個姿勢會讓髖關節與腰部變得僵硬，所以無法滿足其他兩個條件。

要想讓身體「輕鬆、靈活」就得讓骨盆放鬆。骨盆會鎖死，不是因為肌肉太過緊繃，就是被重量壓垮，但不管是哪種情況，都代表維持身體平衡的脊椎無法靈活運動。

要讓鎖死骨盆的肌肉放鬆，可如插圖所示，想像髖關節與骨盆隨時都會微幅前後搖擺。

不需要自己讓髖關節與骨盆前後搖擺，只需要想像「髖關節與骨盆正在前後搖擺」即可。請透過這種想像，讓身體自然而然地微幅擺動，讓自己體會身體的律動。

臀部與大腿

改善腰部反折、腰痛

緊張的時候，
你的身體有什麼反應呢？

面試得
加油……！

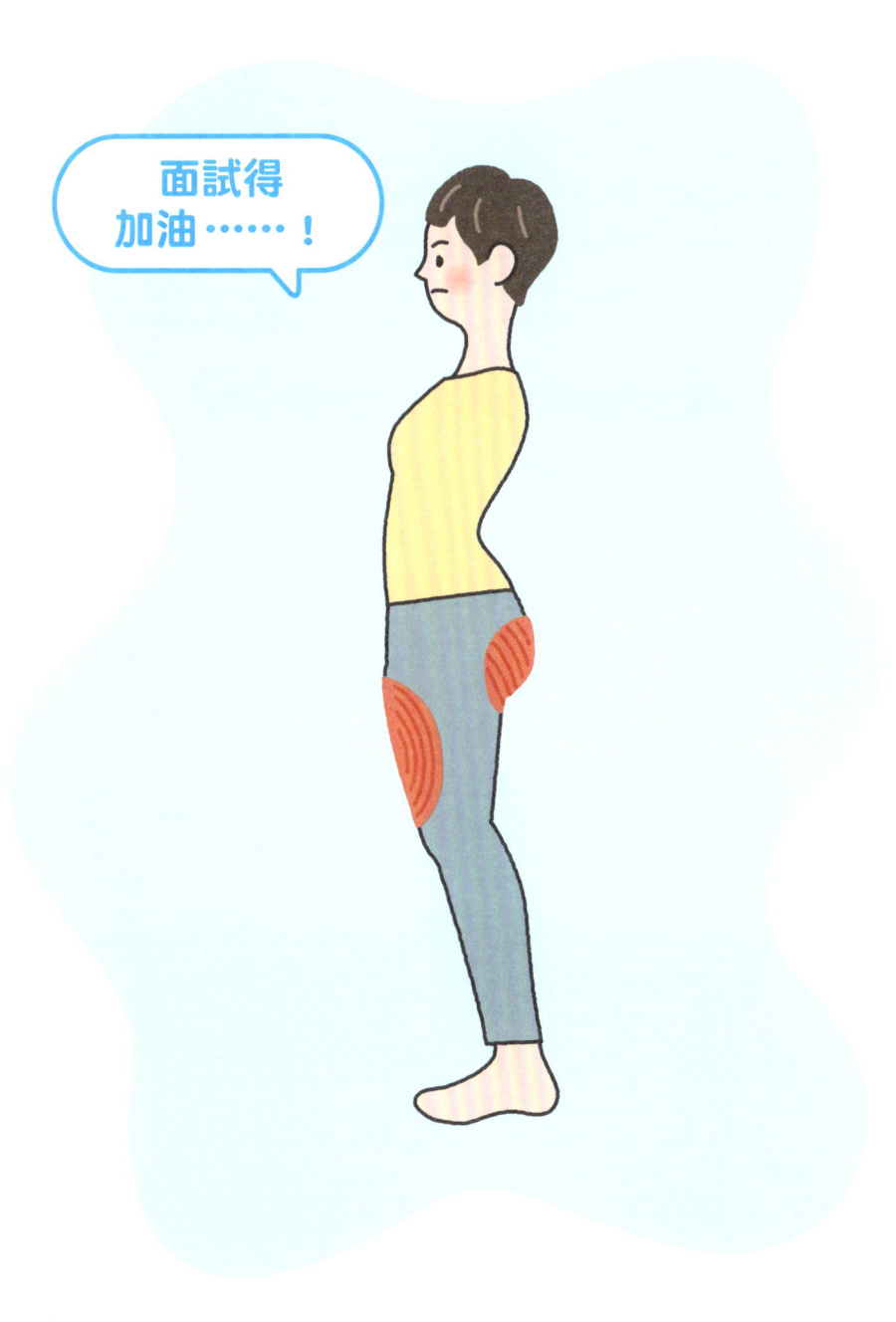

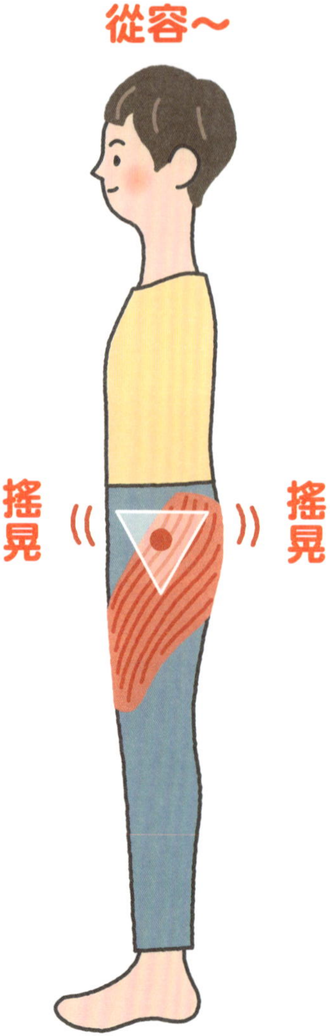

「臀部」與「大腿」一起放鬆

讓臀部與大腿放鬆，身體就不會緊繃

臀部（臀大肌）與大腿（股四頭肌）是維持站姿最重要的肌肉。如果臀部沒辦法正常活動，上半身就會倒得歪七扭八，而如果大腿無法活動，膝蓋就會嚴重受損。

請大家試著用力收緊臀部與大腿。

此時腰部一定會反折。臀部與大腿這兩條下半身的大肌肉一旦變得緊繃，膝蓋與髖關節就會鎖死，如此一來，身體就無法靈活運動。

雖然這兩條肌肉背負著重責大任，但偶爾也要讓它們放鬆一下。我們只需要在維持身體平衡的時候，讓這兩條肌肉收縮就好，所以為了讓它們保持靈活，建議大家盡可能讓臀部與大腿放鬆！

祕訣在於，讓髖關節與膝蓋放鬆，然後想像「前側的大腿肌肉與後側的臀部肌肉連接，然後一起放鬆」即可。

光是這樣，骨盆與姿勢就不再那麼僵硬了。

「眼睛」的範圍是從哪裡到哪裡呢？

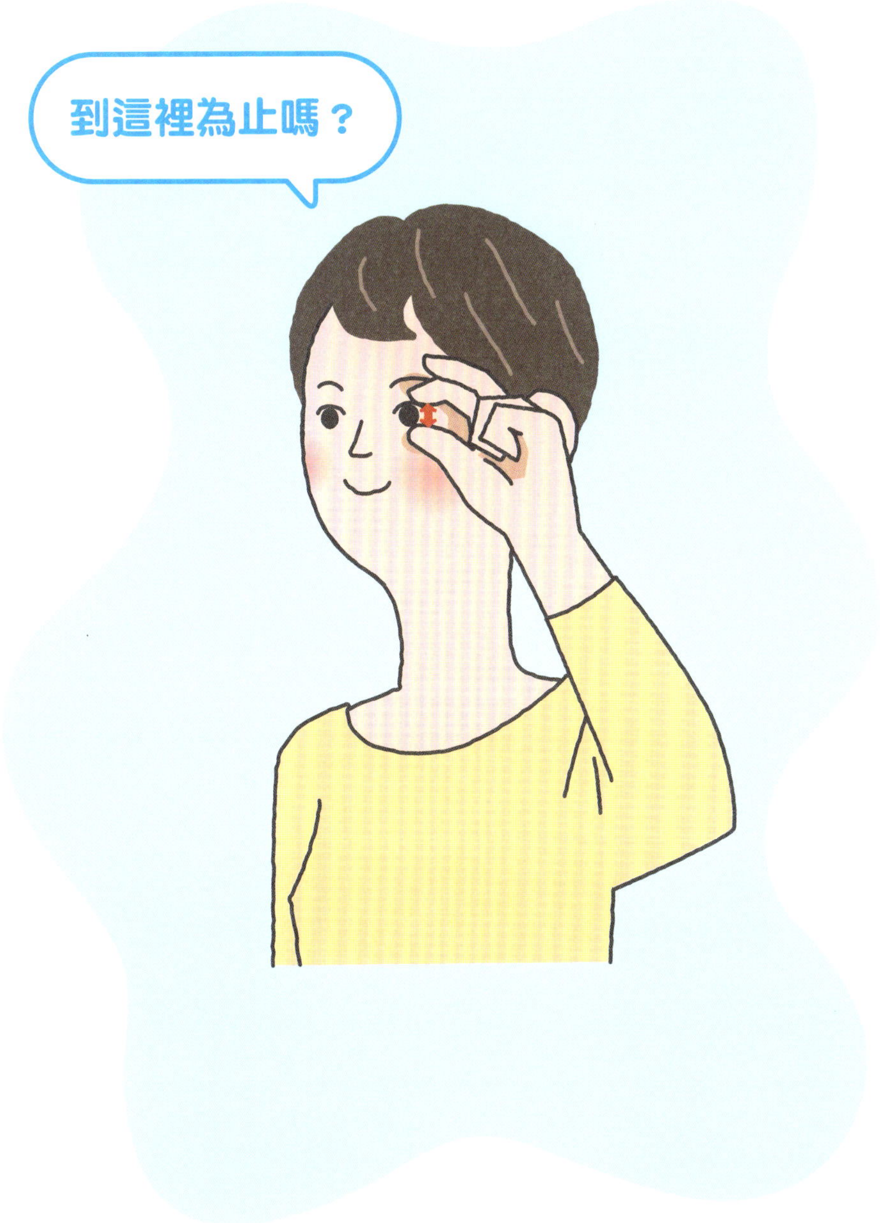
到這裡為止嗎？

這麼大！
眼睛其實很大！

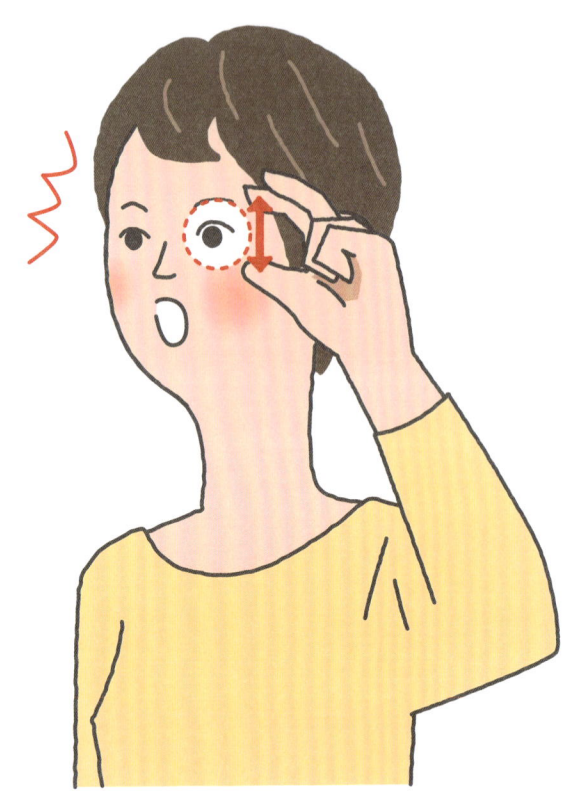

了解眼睛真正的大小，就能讓眼睛恢復濕潤，讓脖子放鬆

大家覺得眼睛有多大呢？

大部分的人大概都覺得「差不多就是眼皮之間的大小吧」，也就是眼黑與眼白的大小。

不過，眼睛的大小就如插圖所示，大概像是一顆乒乓球一樣大。

沒錯，眼睛其實很大一顆，而且表面包覆著一層液體，所以才能咕溜咕溜地轉動。

或許大家都沒想過，在我們的腦袋裡面，居然還有這麼一個空間，以及一個既滑潤又能動個不停的組織對吧？

眼睛如果很疲勞，顏面與眼睛深處的肌肉就會變得僵硬。如果老是瞇著眼睛或是板著臉，肌肉就會更加緊繃，也就更看不清楚，而且脖子與肩膀也會變得僵硬，最終變成肩頸僵硬這類頑疾，也會惡化成頭痛。

在如此惡化之前，請先想像眼睛有多大，然後想像眼睛的表面包覆著一層液體，以及浮在一個空間之中，這麼一來就能讓眼睛放鬆，變得更加濕潤，臉部、脖子與肩膀也就不會那麼緊繃了。

臉部的表情

緩解臉部緊繃，改善膚質，
擁有自然笑容

請試著「會心一笑」。

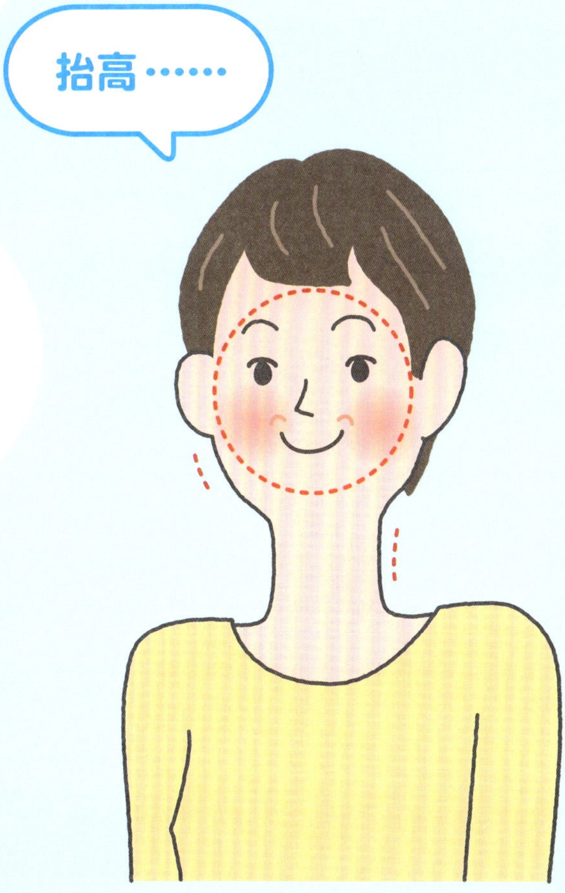
抬高……

跟著插圖
一起調整
體型

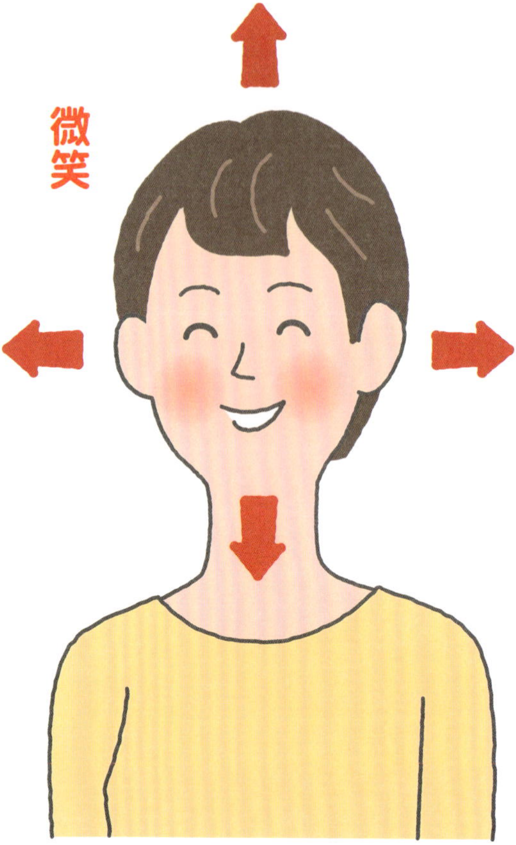

臉部的肌肉能向所有方向運動

知道「臉部有許多肌肉」這件事，表情就會變得更豐富，更有魅力

最理想的第一印象就是「笑容」。

我們常聽到「揚起嘴角、眼睛睜大一點吧！」這種建議對吧？

老實說，真的照著這種建議做，的確能露出笑容，但這種笑容總讓人覺得「皮笑肉不笑」。

那麼該怎麼做，才能擁有自然、親切與充滿魅力的笑容呢？

重點在於，不要只有臉部的一部分或是中心部分露出笑容。也就是不要太在意細微的部分，只有一部分的臉部肌肉往上拉抬。

要想擁有讓人感到舒服與自然的笑容，請想像整張臉的肌肉，全部都動起來的感覺。

也就是讓每條肌肉往自己的方向伸展，盡情地露出笑容，就像是花朵盡情綻放的感覺。

光是這樣，你的笑容就會如盛開的花朵美麗。

請張開嘴巴，
輕輕發出「啊～」這種聲音。

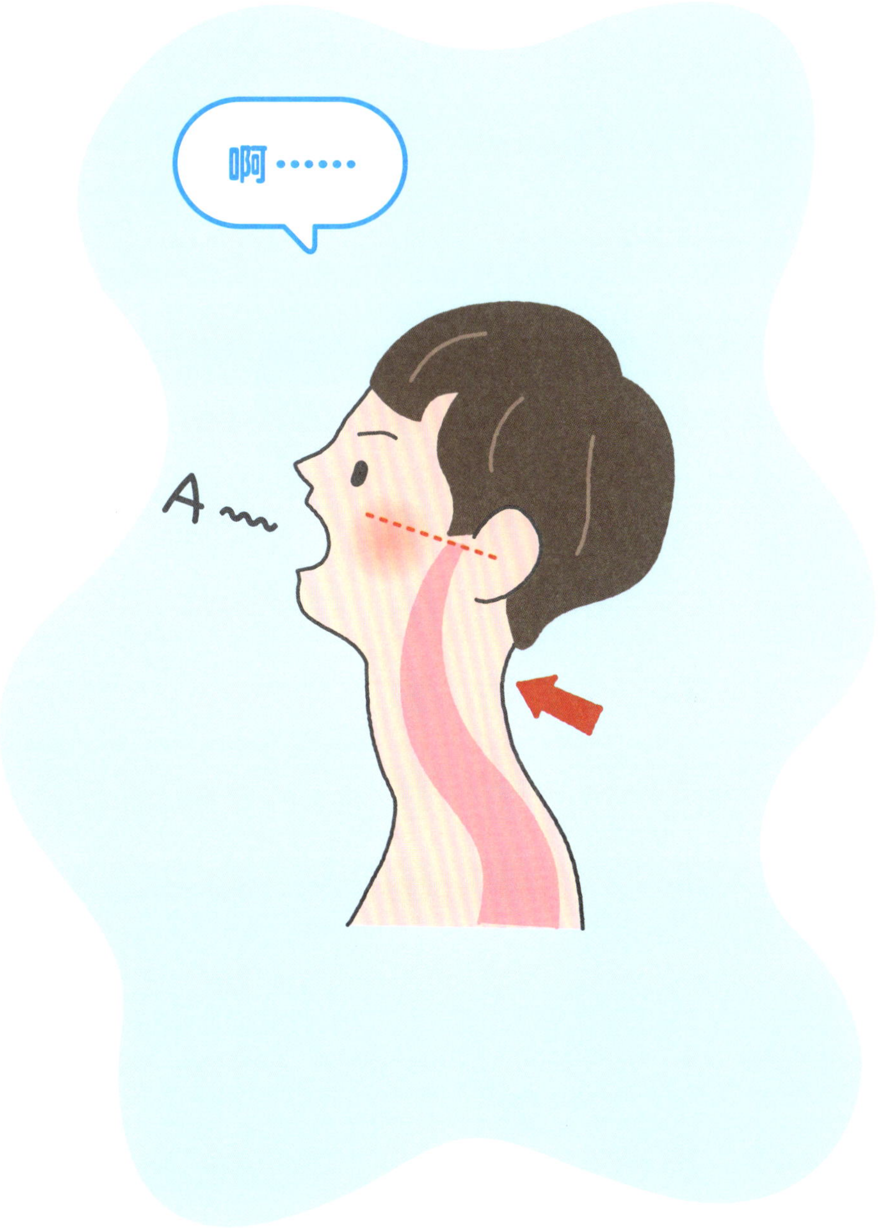
啊……
A ~

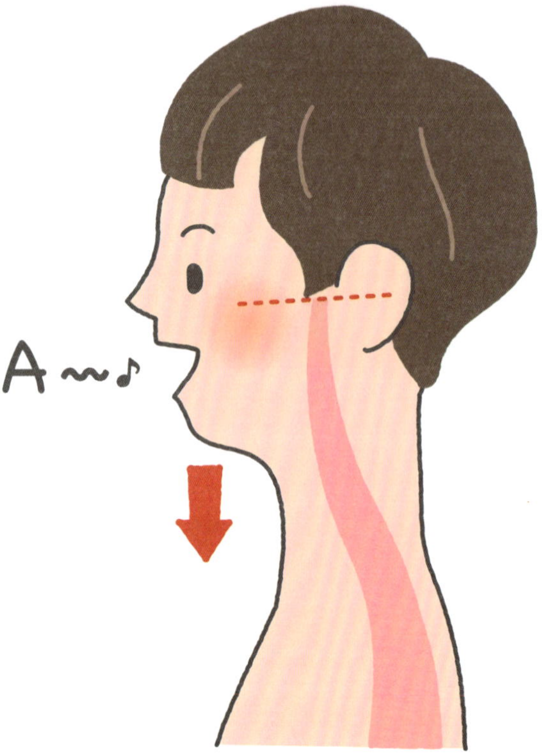
輕鬆～
A～♪
讓下巴往下降

下巴放鬆，頭部的肌肉就會跟著放鬆

請試嘗試對著鏡子，張開嘴輕輕發出「啊」的聲音。

你的鼻尖動了嗎？還是不會動？

如果鼻尖往上動了，代表你的脖子後面收縮，頭部往上揚了，這代表在發出聲音時，喉嚨承受了很大的負擔。

脖子後面不會收縮，頭不會往上揚，而且能輕鬆發聲是件非常重要的事。

這代表在張開嘴巴時，不會讓「下巴移動」。那麼該怎麼做呢？

答案就是想像「下巴往下掉」而不是讓下巴張開。

想像位於太陽穴的**側頭肌放鬆，下巴就能自由落下**。

如此一來，脖子就會跟著放鬆，頭部的重量落在脊椎上面，也就能輕鬆地發出聲音。

如此一來就能以柔和又清晰的聲音輕鬆對話，再也不需要放大聲音，別人也一定會覺得你變得溫和許多才對。

「舌頭」的範圍從哪裡到哪裡呢？

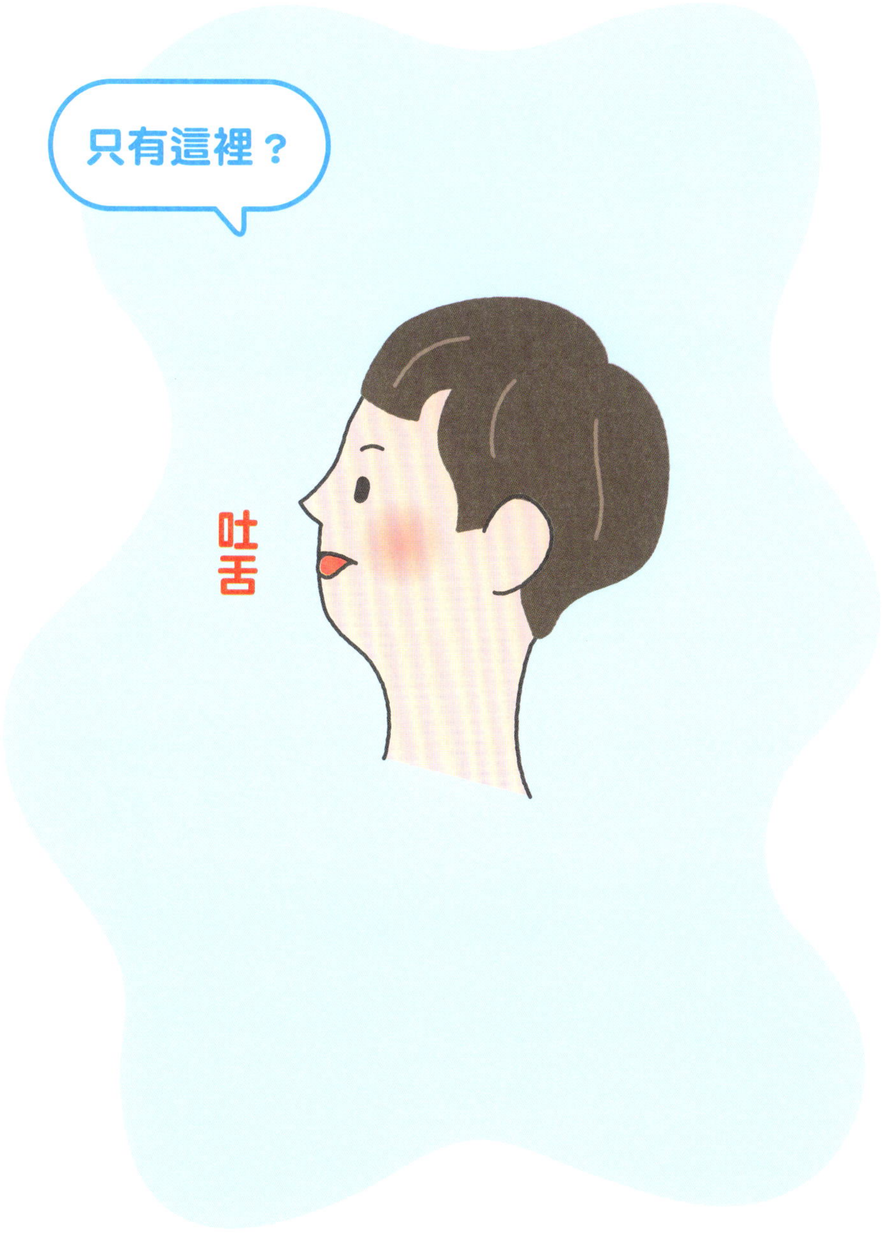
只有這裡？
吐舌

從舌根算起的話，舌頭非常長

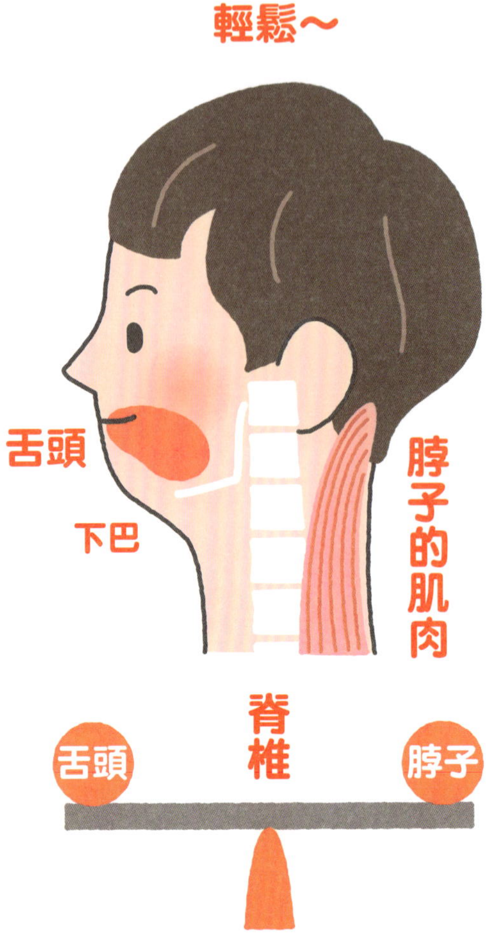

知道舌頭有多大，脖子也能放鬆

再沒有比舌頭更容易被誤會的器官了，因為舌頭其實又長又大。許多人都以為舌頭不過就是吐舌頭的時候，那樣短短小小，薄薄的一片。這可是天大的誤會。舌頭遠比我們想像地還要「又長又大」。柔韌有彈性的舌根一直都在下巴的深處待命。**如果知道舌頭是足以佔滿整個下巴空間的器官，大概就能想像舌頭有多麼大**。

舌頭是一塊完整的肌肉，十分柔軟之餘，還擁有許多功能。可以撈東西、撫摸東西、推東西，也能抹平東西、阻擋異物、揉圓東西、揉捏東西，簡直就像我們的雙手一樣萬能。

正因為舌頭如此地靈敏，所以才更容易緊繃。有時候舌頭會往後縮，往下壓，或是縮成一團，這不僅反映了身體的狀況，也反映了內心的狀態，舌頭簡直就是全身狀態的縮影。

而且與脖子連動的舌頭也與身體平衡有關。舌頭緊繃，脖子就會跟著緊繃。了解舌頭有多大，然後讓舌頭放鬆與攤平吧。如此一來，口腔、下巴與脖子也會跟著放鬆，脊椎與全身也能保持平衡。

喉嚨、呼吸道

改善呼吸、吞嚥困難的問題

大家想像過空氣流通的「喉嚨與呼吸道」的形狀與粗細嗎？

這樣嗎？

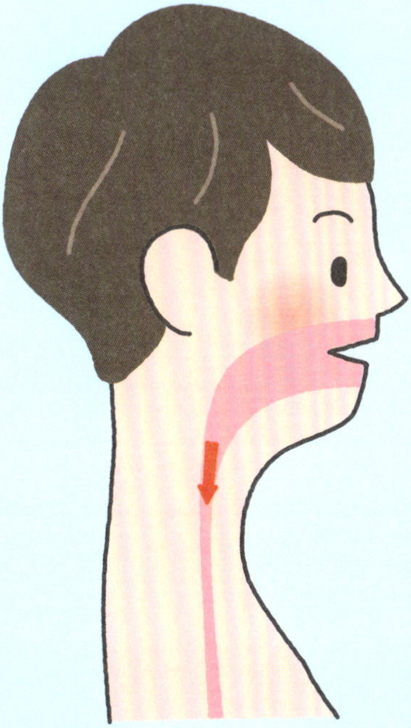

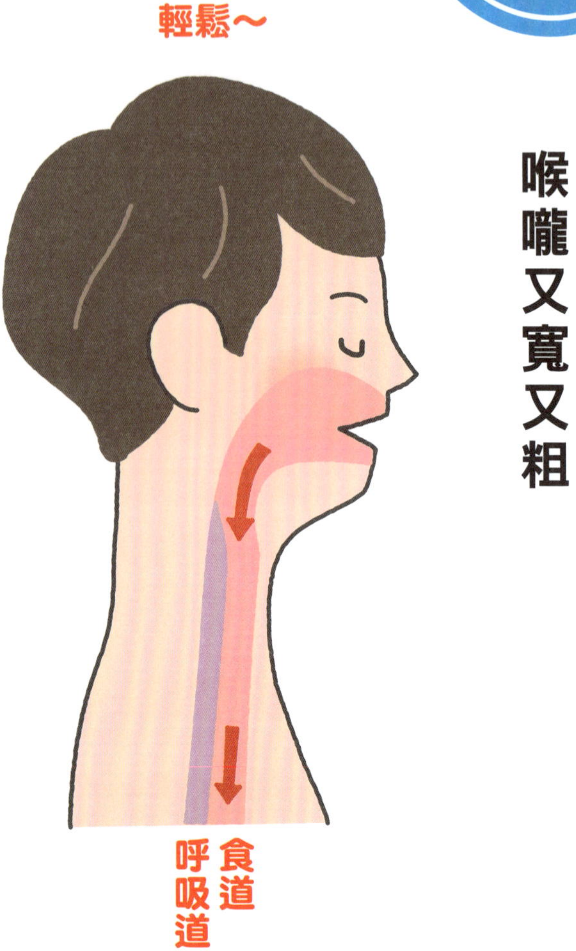
輕鬆～
喉嚨又寬又粗
食道
呼吸道

了解喉嚨的寬度與粗細，呼吸就會變得輕鬆

令人驚訝的是，有喉嚨問題的人遠比想像來得多。

動不動就嗆到，噎到，或是覺得乾癢，喘不過氣，總之問題多多。有些人會因此睡不著覺、食不下嚥、喘不過氣，然後重新意識到喉嚨真是攸關生死的器官。

新冠疫情爆發後，不同年齡層的人都出現了與呼吸道有關的後遺症，我覺得有必要特別照顧這些患者。

話說回來，喘不過氣的人都對喉嚨有哪些想像呢？

有趣的是，許多人都以為喉嚨很薄，像是吸管的袋子一樣，一用力吸就會變得扁扁的。

其實喉嚨就如插圖所示，是非常寬闊的通道。空氣的通道（呼吸道）從脖子的前方經過，但與後面的食道比較的話，呼吸道要寬得多，而且一直都是開放式結構。

請想像喉嚨又寬又粗，感受流經喉嚨的空氣。應該就會覺得新鮮地空氣流入身體內部。

肩膀與手臂

改善肩膀僵硬、五十肩的問題

請試著讓肩膀
與手臂完全放鬆。

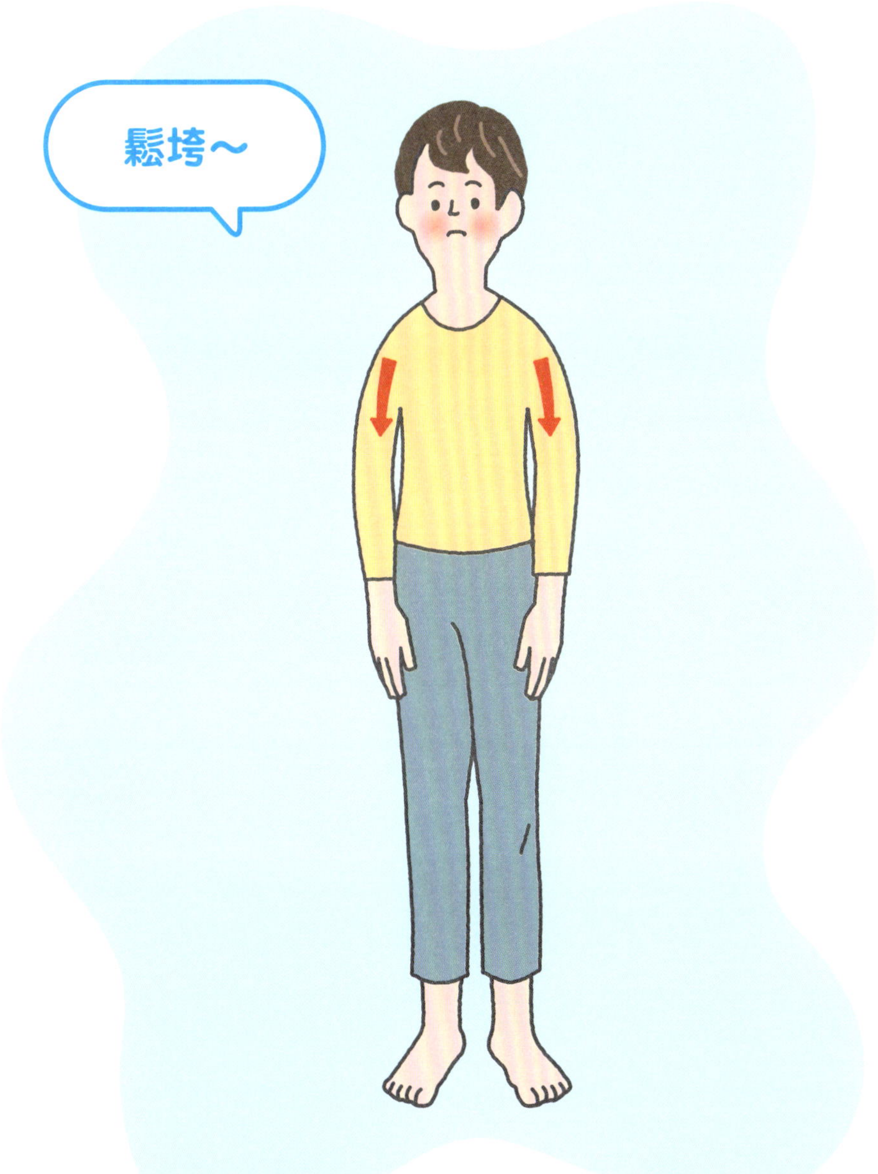
鬆垮～

跟著插圖一起調整體型

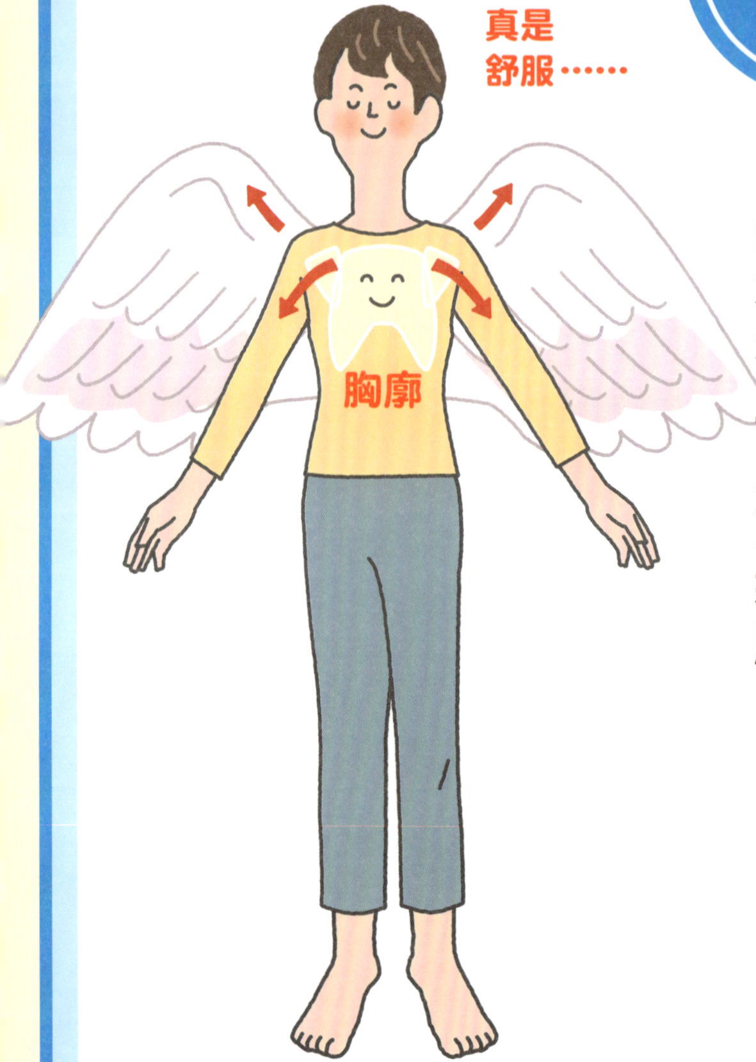

讓肩膀像是長了一對翅膀，
向左右與上方鬆脫

肩膀與手臂放鬆，背部的肌肉也跟著放鬆

由於「放鬆」成為近年來的關鍵字，所以越來越多體育教練或是樂器老師，都會跟學生說「請放鬆肩膀」這類建議。這種建議當然沒什麼問題。

不過，大部分的人都以為這就是「讓手臂鬆垂」的意思。

就人體的構造而言，手臂是由肩胛骨與鎖骨組成，然後包覆著胸廓。**成人的手臂大約有3～4公斤重，所以若是在身體兩側向下垂，會造成什麼後果？**

答案就是**胸廓被壓扁**。如此一來，就會發生兩個問題。

一個是呼吸的自由度受到限制，呼吸變得很淺。

另一個就是，脊椎會被由上往下壓而失去彈性，無法緩解來自地面的衝擊力，也沒辦法直挺挺地站著。

不然就是為了撐住手臂的重量而讓胸口向前挺，導致背部的肌肉變得僵硬。

那麼該怎麼做，才能讓雙手不往下鬆垂，又讓肩膀放鬆呢？

答案就是，想像肩胛骨長了一對翅膀，讓手臂變得輕飄飄的……此時手臂的重量應該會平均分散在脊椎或是軀幹，背部的肌肉放鬆，呼吸變得更深，脊椎也比較不會被壓扁。

請試著讓手盡量舉高。

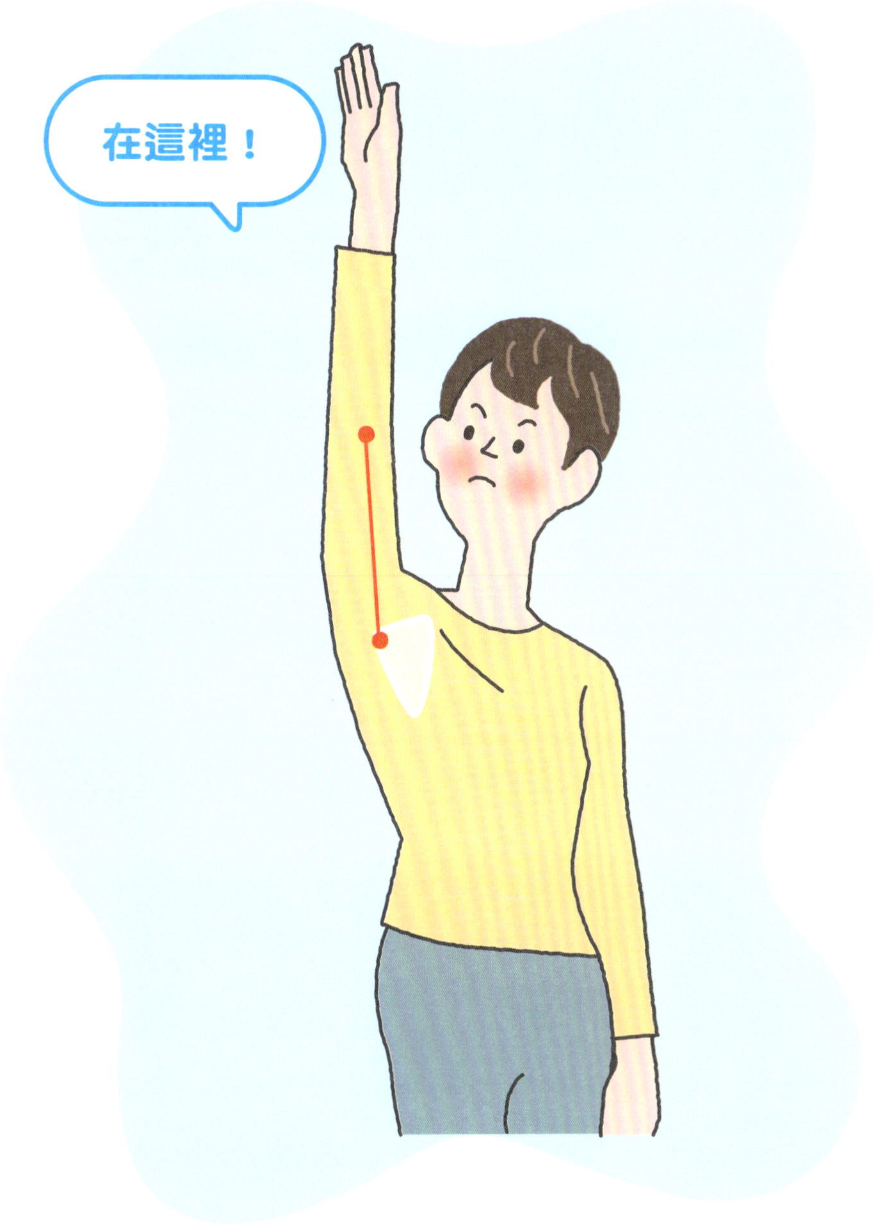
在這裡！

跟著插圖一起調整體型

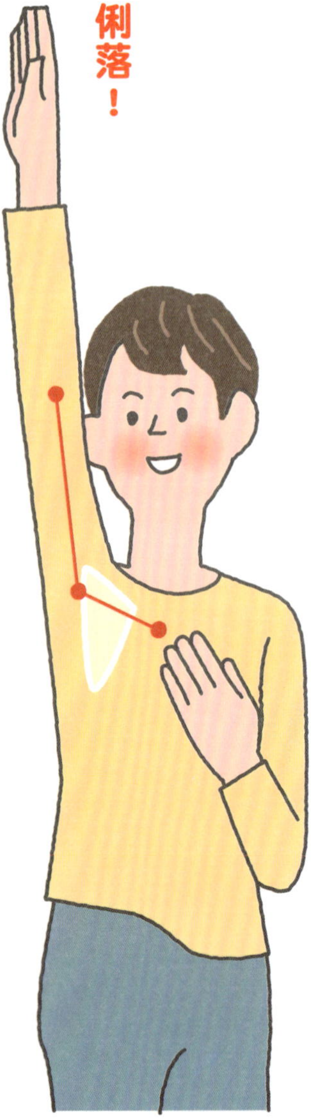

手臂從胸部長出來

利用胸部驅動手臂，肩膀的肌肉就會變軟

請大家先想像一下手舉高的姿勢。在此要問大家一個問題。

手臂與身體的界線在這裡？

許多人都以為是在肩膀附近的「袖子縫線處」。

我們從小就習慣從衣服區分身體各個部位，所以許多人都覺得「袖子縫線處」就是身體與手臂的分界線。

如果帶著這種成見舉手，會發生什麼事？

答案應是肩膀會莫名往上抬才對，因為讓沒有關節的部位彎曲，就會讓那些本來不需要彎曲的部位跟著動起來。

接下來請如右頁的插圖所示，想像手指指尖放在鎖骨頭部（胸前的鎖骨根部）再舉高手。

指尖抵著的部位是不是很奇妙地往上抬了呢？

這感覺就像是手臂突然變長20公分一樣。當我們將指尖放在鎖骨頭部，就會知道手臂關節的起點位於何處，也就能夠在舉手的時候，只用到該用到的部位。

那麼，不管是舉手還是利用雙手完成某些工作，肩膀都不會再變得緊繃了。

手的中心軸

改善手指與手腕的疼痛，
能更輕鬆地拿東西

請試著想像
拿著沉重的購物袋。

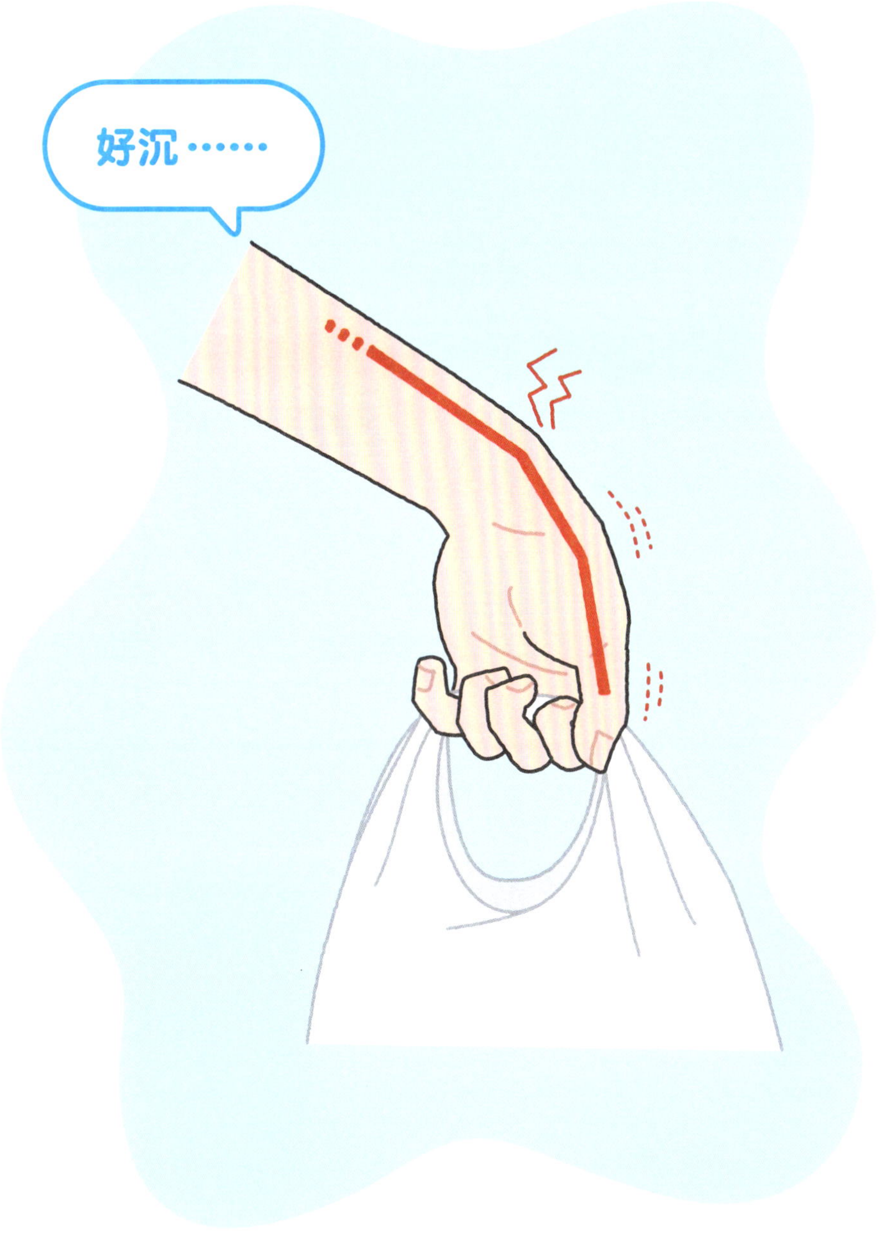
好沉……

跟著插圖
一起調整
體型

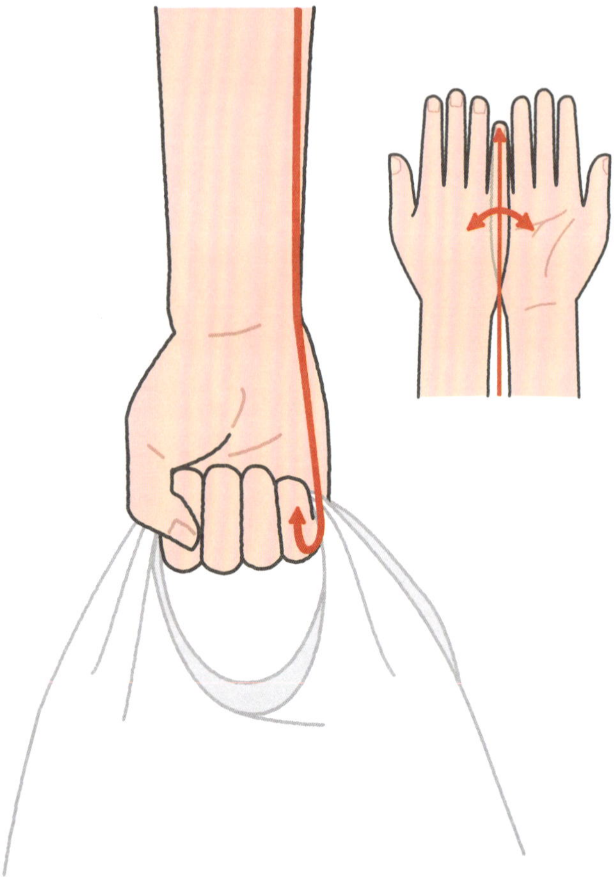

手指的中心軸是小指

只有小指與肩膀、胸部、脊椎連接

在五隻手指之中，大家覺得誰是主角？是像老大的拇指？像菁英的食指？還是站在C位的中指？這幾隻手指似乎都很適合擔任主角。

但答案是小指。在抓住東西或是握住東西的時候，小指是最重要的手指。話說回來，大家是否看過紅猩猩雙手吊在樹枝底下的模樣？仔細觀察牠們的手指就會發現，看起來最沒用的小指緊緊地捲住樹枝，讓紅猩猩巨大的身體輕鬆地吊在樹上。

人類也是一樣，讓小寶寶抓住東西時，小寶寶也會從小指開始抓。用其他手指抓住時，很容易鬆脫，但如果是從小指開始抓，小指彷彿緊緊地黏在東西上，就算是大人，也很難從小寶寶手中拿走東西。

拿東西或是拉東西的時候，都會讓小指彎成鉤狀。相較於利用其他的手指拿東西，需要的力量不一樣。

將手臂放在桌上，再讓手掌自然翻過來，就會發現手的中心軸從手肘通往「小指」，也會發現就身體構造而言，這是最能快速傳遞力量的軸線。

呼吸與脊椎、膜

改善呼吸器官與姿勢，
讓心情變得愉悅

深吸一口氣，
試著大口吐氣。

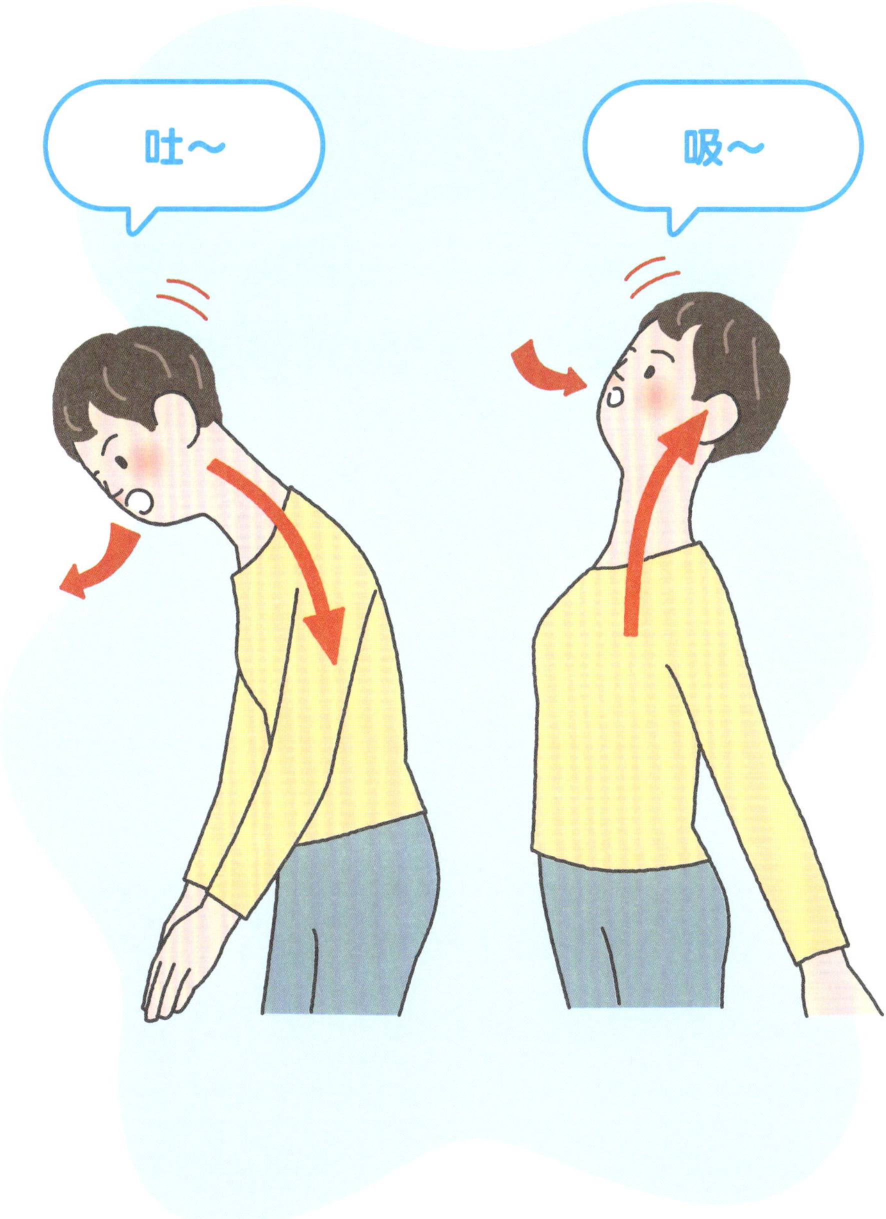
吐～
吸～

跟著插圖
一起調整
體型

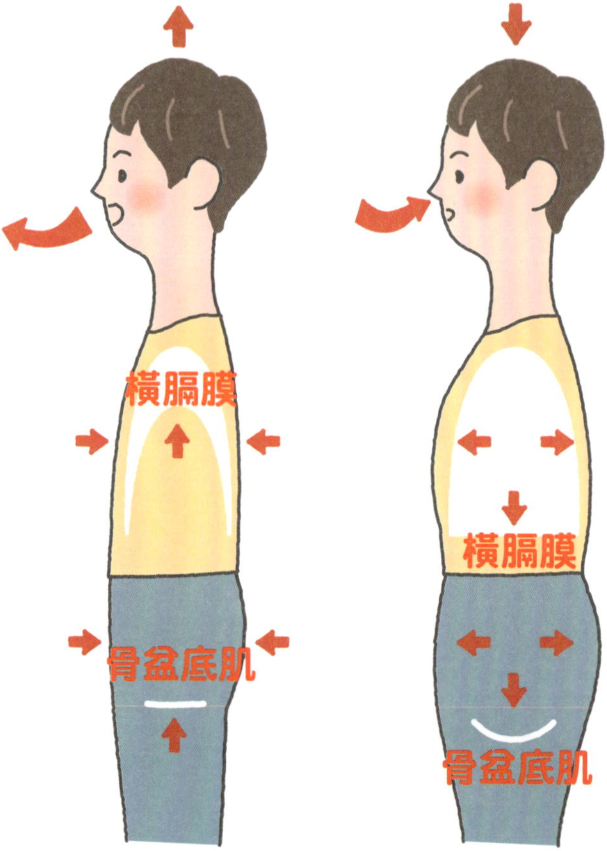

吸氣時變短且膨脹，
吐氣時變長且收縮

了解呼吸的原始動作，什麼都不做就能放鬆身體

吸一大口氣，深呼吸～

從小聽著這些話長大的我們，很習慣在吸氣時背打直，吐氣時駝背。

不過，這真的是正確的嗎？

吸氣時，肺會膨脹，位於肺下方的是橫膈膜，再下面的是內臟，然後更下面的是骨盆底肌群的筋膜。

排列的順序是筋膜、內臟（水袋）、筋膜，而當我們吸氣時，身體會被空氣的內壓往下、左右、前後撐開，大家試著躺在沙發上大口吸氣，就會發現脊椎「變短」然後身體變得膨脹。

反之，吐氣會讓脊椎「變長」，然後身體縮回中心處。

這與我們的常識完全相反對吧！

只要知道身體會在「吸氣時變短且膨脹，吐氣時變長且收縮」，呼吸與姿勢就會明顯有所改善。

如此一來，身體就會在呼吸的時候放鬆，脊椎與脖子也能變得像是浮在水面般靈活。

肚子與背部的肌肉

肚子收緊，
樣貌提升

請試著
摸摸自己的肚子與背部。
大家覺得內臟都位於何處呢？

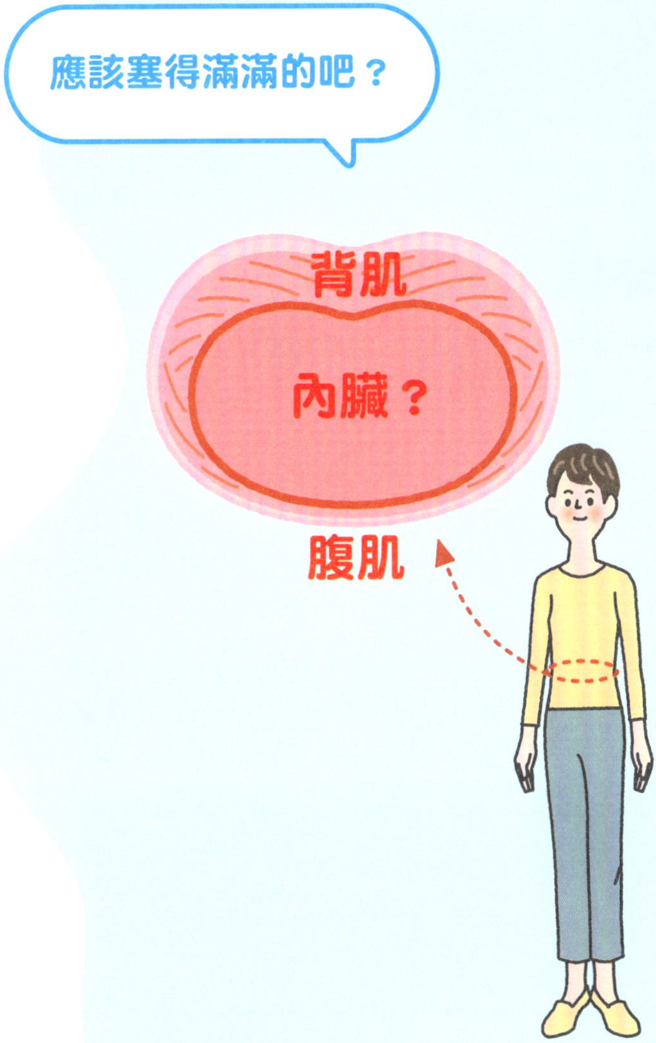
應該塞得滿滿的吧？
背肌
內臟？
腹肌

腹肌與背肌非常厚

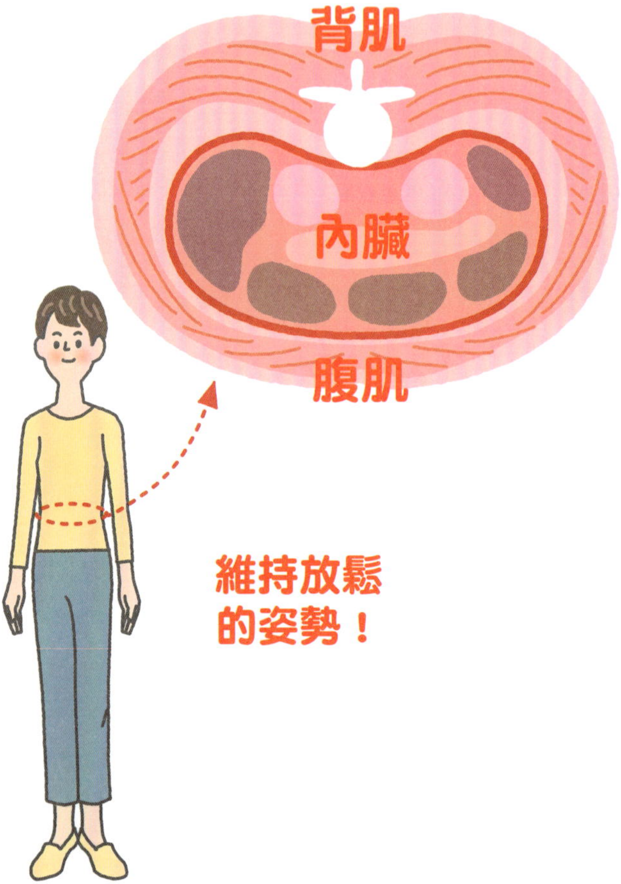

了解腹肌與背肌的厚度，就能讓肚子變得緊實

在此要請大家先摸一下自己的腹部。

大家想能夠想像塞在裡面的內臟塞得多滿嗎？

應該有不少人覺得，在肚子薄薄的皮膚之下都是內臟對吧？但其實根本不是這樣喔！

若從肚子的剖面圖觀察肚子周邊的肌肉層，就會發現肚子周邊的肌肉層非常厚，而且包覆在脊椎兩側的背肌也分成好幾層，是非常結實的結構。

意思是，內臟的前面、後面與側邊都有厚實的肌肉保護。

光是知道「肚子與背部都有厚實的肌肉」這點，就能毫不費力地維持身體的姿勢。就像充飽氣的氣球透過張力撐住形狀一樣，身體也能維持一定的內壓。

如果背肌往內側收縮或是變得僵硬，腹肌就只能伸長與撐開，所以我們才會覺得肚子十分膨脹或是薄弱。如果能讓背肌放鬆，腹部與背部的張力就得以平衡，肚子就能收縮，也就能擁有美麗的站姿了。

改善腳部冰冷、水腫及小腿肚的血液循環

請試著牢牢站在地面。

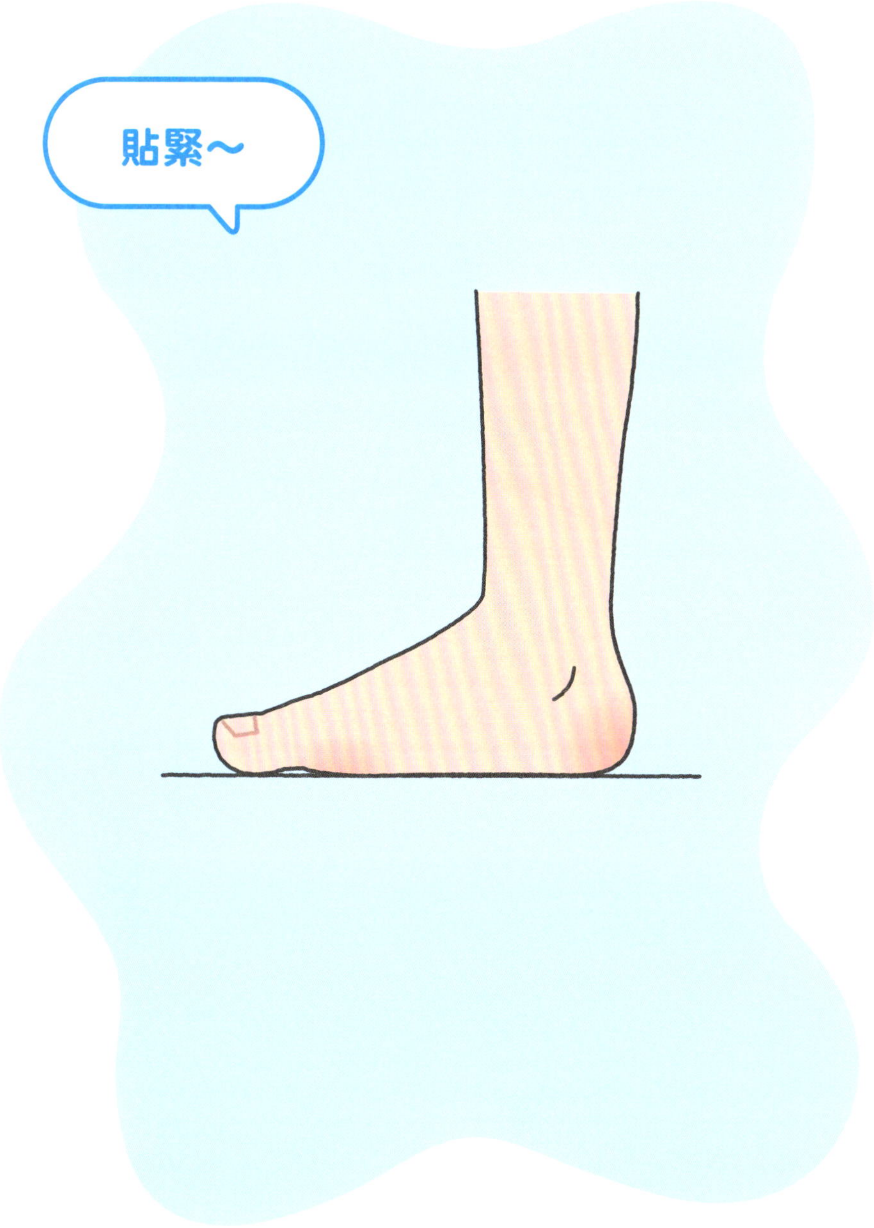
貼緊～

利用拇趾球、小趾球、腳跟站立

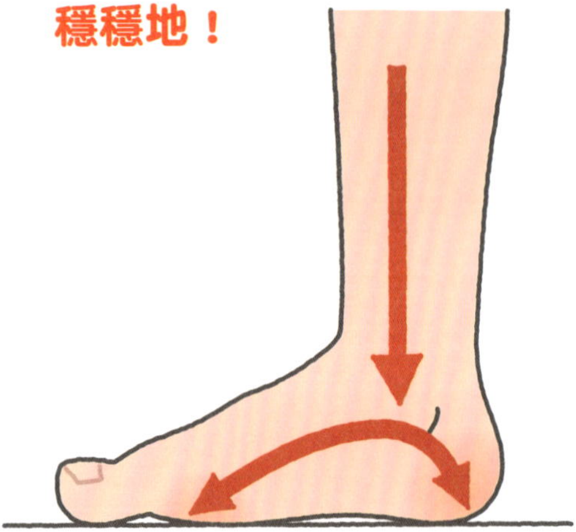

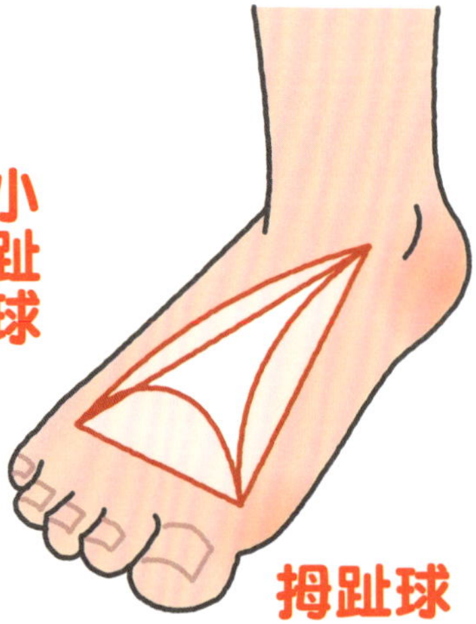

利用腳底的三個支點站立，就能輕鬆地站穩

許多需要一直站著工作的人都有腳部疲勞與水腫的煩惱。「到底該怎麼站才對？」有不少人問過我這個問題。

我都會反過來問他們「你都用哪些部位接觸地面？」

支撐身體重量的，是腳底皮膚底下的骨頭。

也就是拇趾球、小趾球與腳跟這三個點。三點支撐的結構能撐住來自各種方向的外力，所以相機的腳架也設計成三腳架。

與三腳架不同的是，壓在上述三個支點上面的東西常常移動，所以重量的分佈也隨時都在改變。由於我們有兩隻腳，所以重心持續在六個點之間移動。如果重心總是在二～三個點之間移動，我們的腳就會很疲勞，但如果能讓六個點平均承受重量，就比較不會那麼疲勞。

小腿肚如果一直很緊繃，血液循環就會變差，也會累積乳酸，進而變得疲勞、水腫，或是出現靜脈曲張這種血栓症。一旦血液循環不良，到了晚上，雙腳就有可能會變得痠痛，導致我們失眠。

站著時，要想像身體放鬆地壓在雙腳的六點之間，就能預防上述問題。

坐姿

改善腰痛，提升辦公室工作效率

請試著放鬆地坐在椅子上。

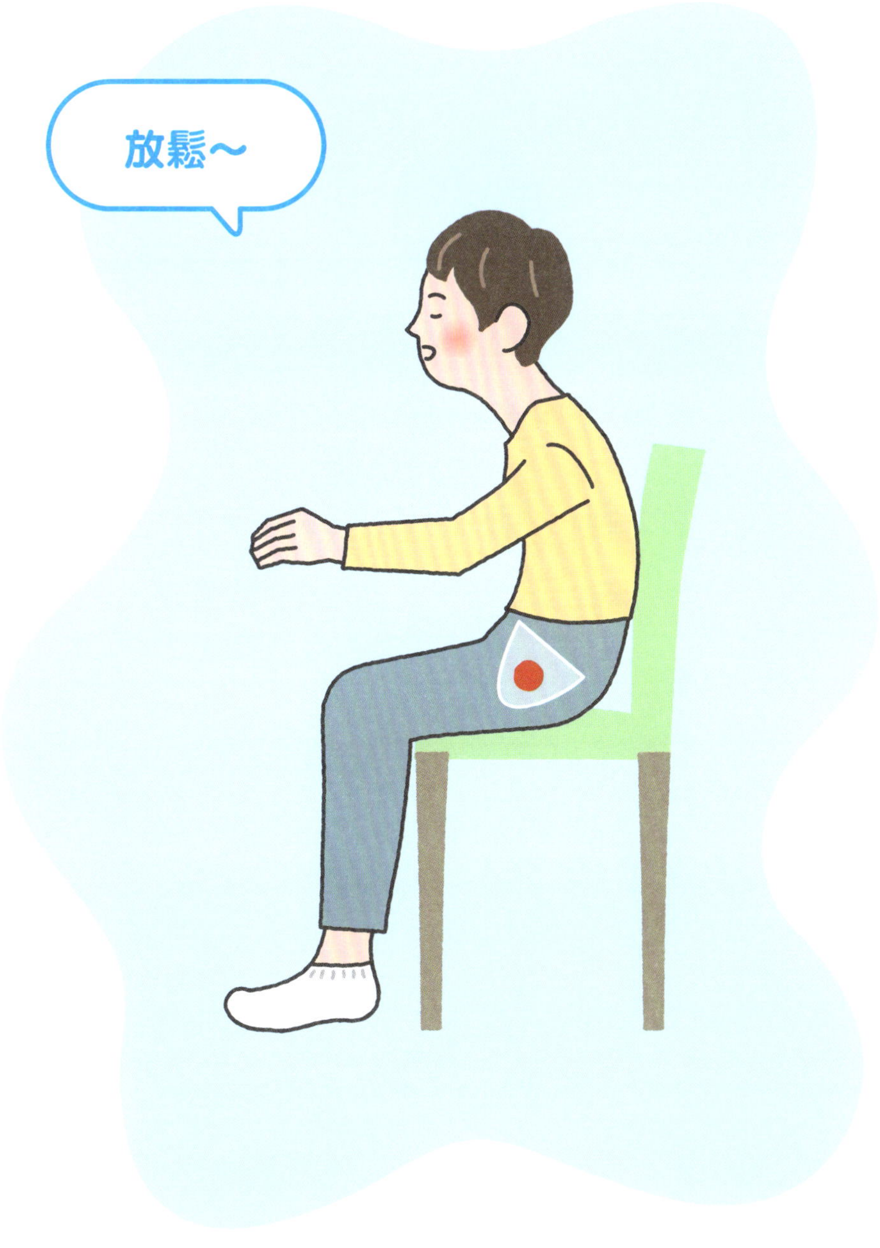
放鬆～

跟著插圖
一起調整
體型

坐在坐骨上

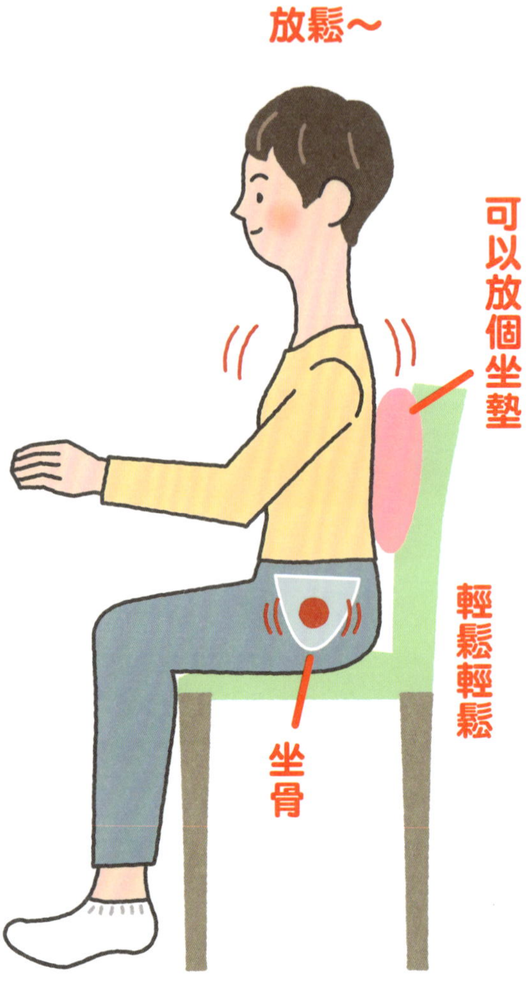

利用坐骨保持平衡
身體不會因為辦公室工作而變得僵硬

比起剛剛一直站著的工作，更多人因為坐著的工作來找我諮詢。

到底該怎麼做，才能避免因為長坐而疲勞呢？

我想這是每個坐在電腦螢幕前面好幾個小時的人的心聲吧。

肩頸僵硬，腰部脹痛，背部緊繃，每個人應該都知道自己的身體之所以如此僵硬，全是因為「久坐」。

有些人的工作就是得一直坐著。只要是動物，被關著或是綁著，都會莫名感到壓力，也會覺得很痛苦。

只要沒有外力干擾，身體的肌肉也會動個不停。最具代表性的就是「呼吸」，以及保持平衡時的「身體晃動」。

與椅子座面接觸的骨頭是屁股下方的坐骨。**坐骨接觸座面的形狀是弧形，就像是搖籃一樣，能夠一直不斷地搖動**。一旦身體垮掉，坐骨的弧度就會被壓扁。

所以越是疲勞的時候，越要讓頭部的重量落在脊椎上面，讓背肌直，讓骨盆像是搖籃一樣搖晃，如此一來能讓呼吸與身體的搖晃恢復平衡，也就能感到身體跟著放鬆。

膝蓋是從哪裡開始彎曲的呢？

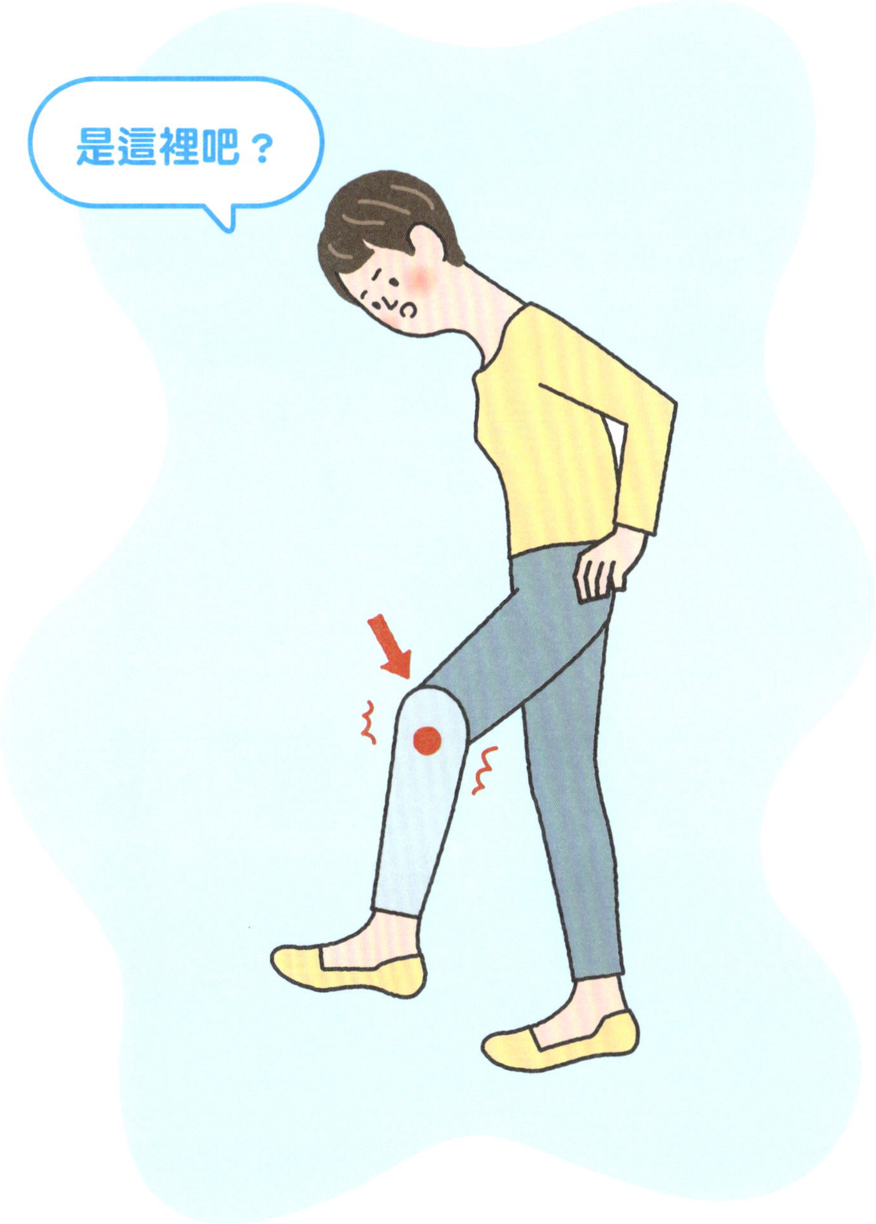
是這裡吧？

膝蓋從膝蓋骨底下開始彎曲

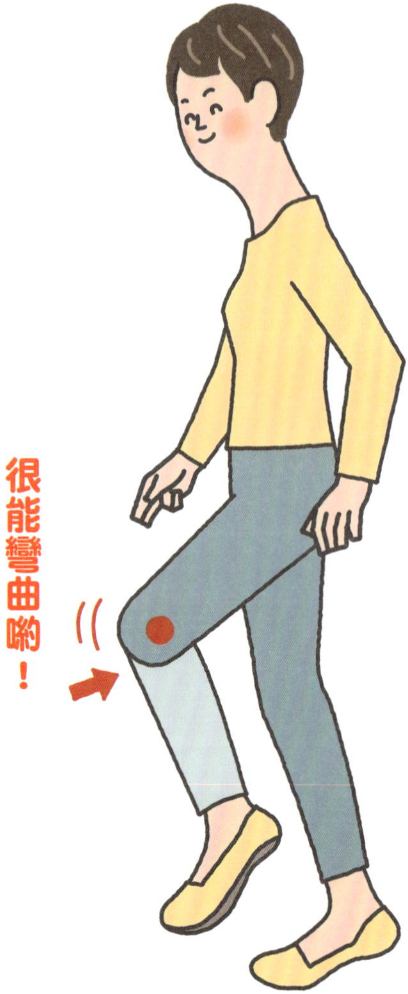

從膝蓋骨底下彎曲膝蓋，就能走很久也不累

走路好累，腳步好沉重……

很多人都有這類問題，也就是駝著背，用力抬高大腿的走路方式。

如果有這方面的問題，建議可先了解膝蓋的正確位置。讓我們先簡單做個練習吧。

請先坐下來，然後用手指指出膝蓋的位置。許多人應該會指著膝蓋骨對吧？如果從這個部位抬高大腿，就會抬起整隻腳，這時候可能會覺得腳有點重，動作有點不太自然對吧？

其實膝蓋關節就如插圖所示，是位於膝蓋骨的「下方」，再下去則是小腿，與大腿是不同的部位。

只要知道這點再抬起大腿，小腿就能像是自由落體般，輕鬆地懸掛著，也能輕鬆地抬起大腿！

只要了解膝蓋關節的位置，將抬起小腿的任務從大腿交給小腿肚，走路就會突然變得很輕鬆。要抬高的負擔減少，走路當然會變輕鬆啊。

腳趾

走路變輕鬆，減少膝蓋與髖關節的負擔

大家覺得腳趾從哪裡開始彎曲？

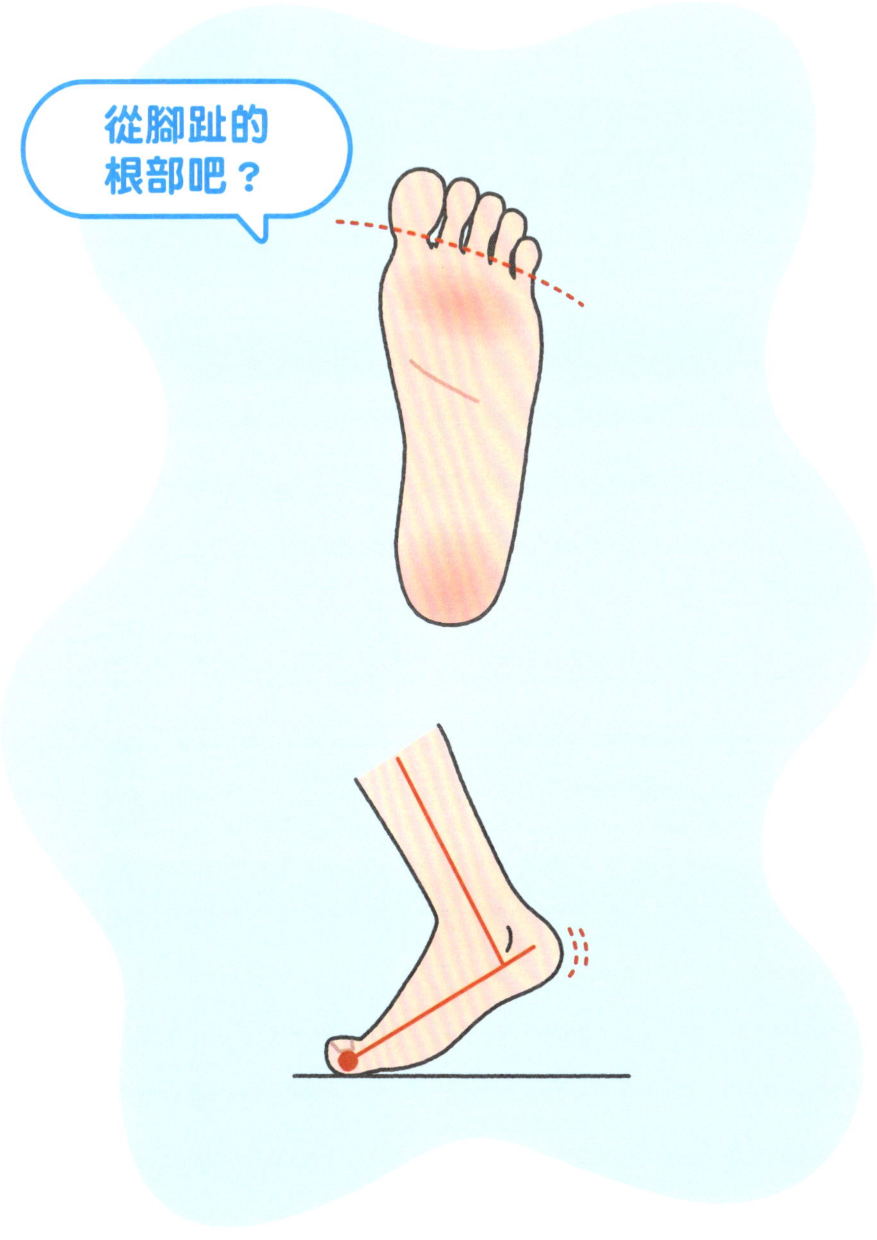
從腳趾的
根部吧？

跟著插圖
一起調整
體型

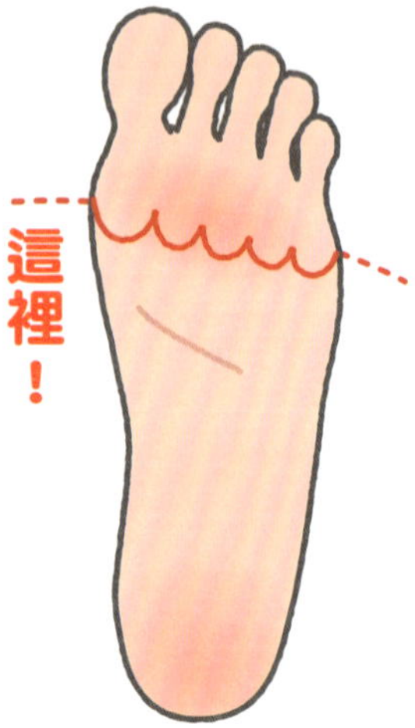

從拇趾球、小趾球開始彎曲

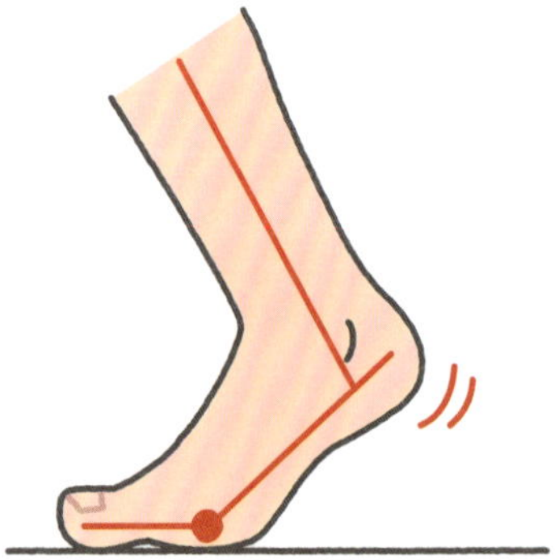

了解腳趾彎曲的部位就能輕鬆走路

在步行這一連串的動作之中，包含了後腳用力蹬向地面，讓身體往前推進的動作。有不少人在做這個動作的時候，腳趾的關節是僵硬的。

話說回來，大家可知道在走路的時候，腳趾是從哪裡開始彎曲的嗎？

或許大家平常不太在意這點，但其實非常重要。

一如109頁的插圖所示，腳趾如果變得僵硬，蹬向地面的力道就會少一半，如果不知道腳趾是從哪裡開始彎曲，走路的時候就會白白浪費力氣。

這與鞋子太緊，腳與腳趾被包得太緊的情況是一樣的。

每根腳趾都是從拇趾球與小趾球的位置開始彎曲，只要先知道這件事，就能節省蹬向地面的力氣。

每一步都讓體重往前移動，就會走得越來越輕鬆，越舒適才對。

休息方式

感到放鬆，一覺到天亮

辛苦了，
就用最輕鬆的姿勢
進入夢鄉吧！

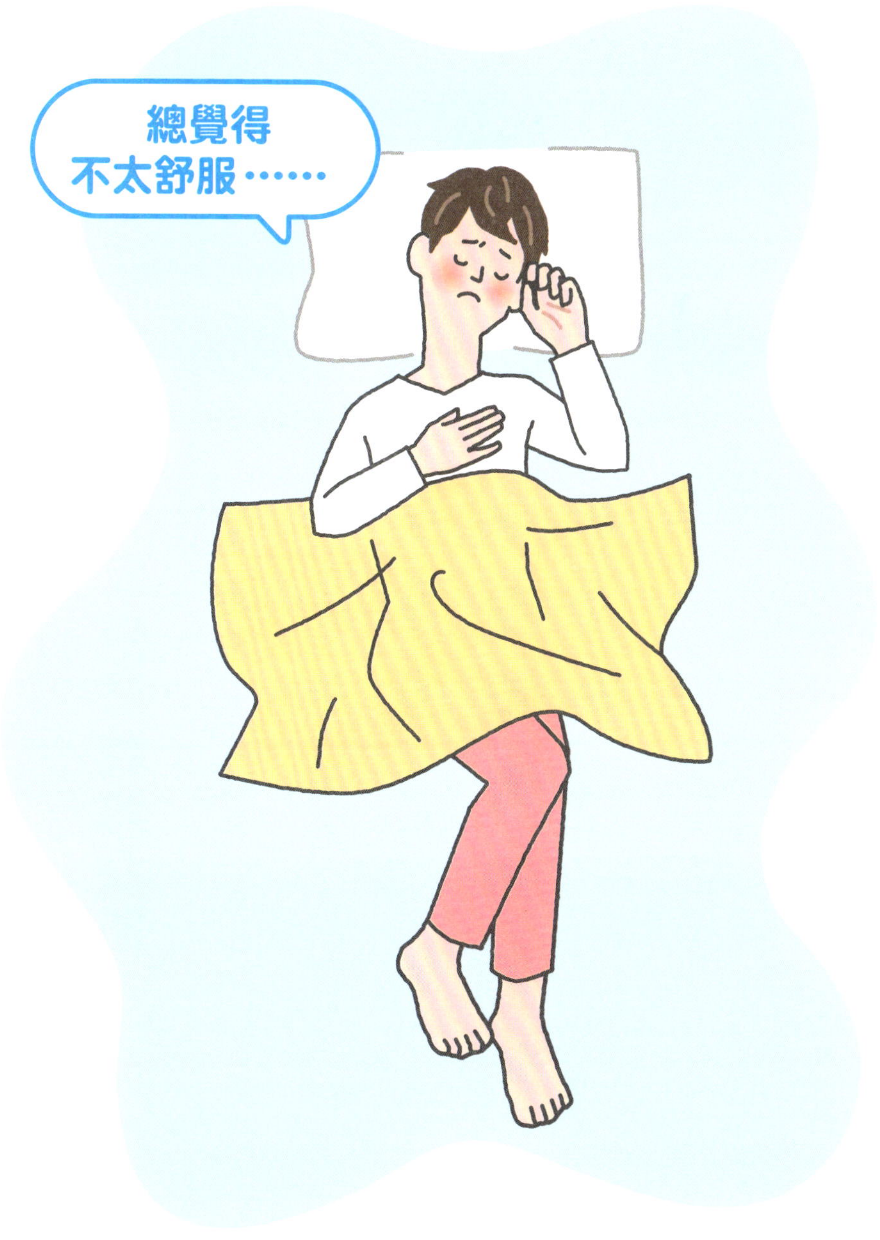
總覺得
不太舒服……

跟著插圖一起調整**體型**

解放脖子，感受身體的姿勢

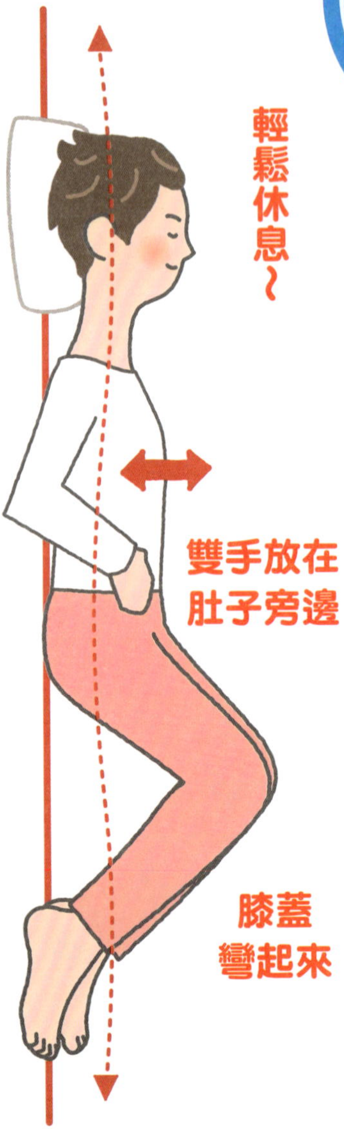

感受身體的感覺與呼吸，就能慢慢睡著

睡醒後，還是覺得肌肉很僵硬，很疼痛，身體還是很疲勞……

許多人都有這類切身的煩惱，所以就讓我為大家介紹一些睡覺的小祕訣吧。換枕頭或是棉被固然是個不錯的選擇，但在此要介紹更簡單自然的方法。

那就是讓脊椎躺平的「半仰臥式放鬆」。**這是一種解放脖子，觀察身體姿勢，消除肌肉緊繃，調整肌肉狀況的方法**。

請大家先仰躺，接著彎起膝蓋，讓雙腳放鬆，再將雙手放在肚子兩側上面。在頭的下面墊一個對折的毛巾，脖子或許會變得更放鬆。

接著依序想像下列三件事情。

①感受身體正貼著地板（30秒）

②感受自己正在吸氣與吐氣（30秒）

③想像脊椎從頭部延伸到屁股（尾椎）（30秒）

就我所知，這是最簡單、最有效果的休息方式，雖然很像是在冥想，但不需要耗費太多時間。如果打算直接就寢，可在步驟③結束後伸直雙腳，保持和緩的呼吸，慢慢地進入夢鄉。

光是知道「讓頭部的重量落在脊椎」這點，肩膀就不再僵硬，也不用再吃高血壓藥

高血壓已是患者人數約四千三百萬人的國民病，只要被診斷為高血壓，基本上就是得一輩子服用高血壓藥。

高血壓是心臟病、腦血管疾病這類高風險文明病的主因之一，讓血壓降至標準值則是十分合理的治療方式。

不過，高血壓藥有頭昏眼花、心悸、疲倦、蕁麻疹這類副作用。**「一輩子都得服用」、「忘了吃會有生命危險」這類壓力也讓人很有負擔，而且一輩子都得面對這種壓力**。

高血壓的病因很多，例如偏頗的飲食、運動不足、生活習慣很差等，但有一個病因卻很常被忽略。

那就是「肌肉慢性緊繃」。為什麼肌肉慢性緊繃與高血壓有關呢？接下來就為大家說明。

肌肉慢性緊繃會造成血液循環變差，並因此刺激交感神經，讓血管收縮或是變硬，然後血液循環變得更差，自此陷入惡性循環。

其實，很少人知道肌肉緊繃會造成「自律神經紊亂」或是高血壓，就連醫院也很少針對這點治療。

若能讓「自律神經恢復正常，肌肉不再緊繃」，就能預防血壓上升，如此一來，就有可能不用再服用高血壓藥。

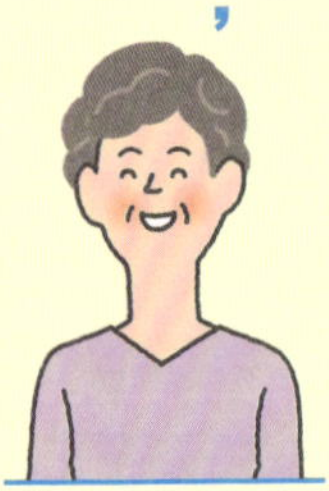

60幾歲女性
A小姐

60幾歲的A小姐在兩年前被診斷出高血壓，並開始服用高血壓藥。由於她覺得肩膀僵硬的老毛病很痛苦，也覺得自己的姿勢不良是造成肩膀

僵硬的原因，所以來到我的診所尋求醫治。

在我檢查A小姐身體之後，我發現她的脖子與身體姿勢，都因為頭部的重量而走樣。

如果脖子不靈活，心臟就得更用力才能將血液送到頭部。很有可能就是因為姿勢不良才導致A小姐罹患高血壓。

我給了A小姐兩個建議。

【頭與脖子】以「耳、鼻的連線」區分頭部與頸部（第26頁）

【頭部】頭部往前方、上方移動（30頁）

我邊如此建議，邊一併確認頭部與脖子的位置之後，A小姐說「咦？我突然覺得頭不那麼重，肩膀也輕鬆許多了耶」，當天就帶著笑容回家了。

差不多過了三個多月，A小姐發現自己爬樓梯已經不太喘。請醫師幫忙檢查後，醫師也說可以暫時不需要吃高血壓藥了。

這讓A小姐變得很開心，而且遠遠超乎我的想像。看來對A小姐而言，「一輩子都得服藥」這件事，等於在她心中烙下了一個「這輩子別想恢復健康」的烙印。

之後A小姐的血壓一直保持穩定，身體也一直很健康，不需要再服用任何藥物，而且只要一覺得頭很重，就會立刻調整自己的姿勢。

覺得身體不舒服的時候，當然要去看醫生，**但與此同時，若能問問自己，是不是「慢性肌肉緊繃造成的？」筆者也會很開心的。**

醫師的建議

血壓會因為心情緊張或是身體緊繃而上升，讓肌肉放鬆，讓自律神經恢復正常，血壓就會跟著穩定。

會那麼容易生氣，說不定是因為肌肉過於緊繃？
「讓骨盆放鬆」就能改善腰痛與人際關係

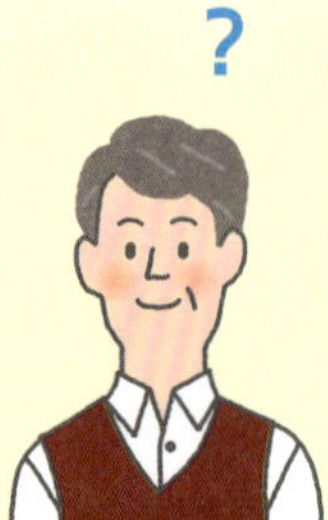

50幾歲男性
B先生

常有人覺得「腰痛是工作造成的」，但大家可知道，腰痛很難被認定為職業傷害。

這是因為造成腰痛的因素很多，很難就此斷定「工作是腰痛的病因」。

一般來說，罹患腰痛的機率約是百分之八十四，幾乎所有人都可能遇到腰痛的問題。或許也是因為如此，所以很多人都覺得「腰痛是常見的問題」或是「無可奈何的問題」，還沒治療就先放棄了。

不過，腰痛會讓我們蹲不下來、坐不久、沒辦法坐車，讓踏出家門變成一件很痛苦的事，這都會讓我們的生活品質下降。

從事看護工作的B先生，在過去的二十年也有慢性腰痛的困擾。

當腰痛惡化到他連穿襪子都覺得很痛苦的時候，他才總算去骨科診以及骨科外科接受治療。儘管他貼了痠痛貼布，也接受按摩或是電療，但效果都很短暫，沒辦法根治腰痛。

於是B先生認為，自己需要接受釜底抽薪的治療，因此開始進行重訓，鍛練肌力，但這只讓腰痛變得更加嚴重而已。

我聽了B先生的自述後，問他「工作的哪些時候最痛苦？」他告訴我，蹲下時最痛苦。

因此我給了B先生下列建議。

「蹲下來的時候，彎得最多的是髖關節，請試著一邊想像髖關節彎曲，一邊蹲下來」。

【髖關節、身體的中心】身體於髖關節分成「上半身」與「下半身」（46頁）

【骨盆】骨盆隨時都是鬆動的（50頁）

B先生聽取建議之後，變得能以更輕鬆的動作蹲下，腰痛也就此煙消雲散，這著實讓他大吃一驚。

只是「知道」原理，就改善了身體的動作與姿勢，甚至還緩解了腰痛。

這些變化也改善了他與其他同事之間的關係。**當腰痛消失，B先生的心情就更放鬆，人際關係也變得更游刃有餘。**

從事看護工作的B先生擔任的是管理職。他告訴我，他為了讓工作環境變得更好，很常挑剔別人的工作方式，也因此覺得很煩躁，或是對某些他覺得很難相處的員工施壓。

我記得第一次見到B先生的時候，覺得他的表情很嚴肅，但隨著日子過去，我慢慢地覺得他的表情變得溫和許多。

我覺得B先生原本可能有一些人際關係上的問題，只是不像腰痛這麼明顯而已。

要想改變待人處事的態度，讓自己變得親切與友善，其實比想像中困難。

就算有心想要解決心理問題，還是很容易碰得一鼻子灰。人類雖然會不自覺地欺騙自己，卻也會察覺到自己真正的想法，所以很難說改變就改變。

另一方面，要對自己的身體改觀則是相對簡單的事，而且結果一下子就會反映在身體上面。在尋求情緒管理的協助之前，不妨先檢視自己的身體。

醫師的建議

透過正確的生活習慣、姿勢，改善血液、淋巴的循環，就能使肌肉放鬆，並緩和疼痛，內心也會變得更加從容。

光是知道「眼睛與舌頭比想像中還要大」這點，就能瞬間改善慢性頭痛與眼睛疲勞的問題

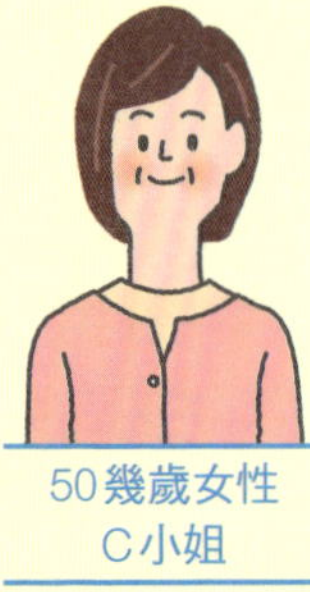

50幾歲女性
C小姐

越來越多人因為長期使用智慧型手機或電腦，而有眼睛疲勞或頭痛的困擾，也因此離不開眼藥水或是頭痛藥……對我們現代人來說，保養眼睛是刻不容緩的事情。

讓眼睛休息非常重要，但若無論再怎麼休息，也無法讓眼睛消除疲勞，很有可能與另一個原因有關。

那就是慢性肌肉緊繃。

這次介紹的C小姐，就是典型的病例。

C小姐是在故鄉繼承家業的經營者，每天都承受著巨大的壓力經營生意。

就在繼承家業幾年後，她開始每天都覺得頭痛，而頭痛也逐漸變成一種慢性病。

就算去了神經內科或是頭痛門診接受檢查，也檢查不出任何問題。市售藥與處方藥亦起不了什麼作用。因此她接受了針灸、中藥、營養補充品、按摩、瑜珈以及各種治療，但是都沒辦法緩解頭痛。

我光看一眼，就知道C小姐的上半身為什麼那麼僵硬。她的眼睛特別緊繃，牙齒也總是咬得緊緊的，於是我建議她：

「眼睛與舌頭比想像來得更膨更大喔」

【眼睛】眼睛其實很大！（58頁）

【舌頭】從舌根算起的話，舌頭非常長（70頁）

光是聽到這點，C小姐的表情就緩和不少。

看來光是想像一下，身體的狀況就有所改善了。

這很像是堵在身體內部很久的東西，一口氣宣洩而出的感覺。

我也發現她的頭痛緩解不少。C小姐完全沒想到眼睛緊繃與牙關緊咬居然與頭痛有關，這讓她十分驚訝。她好幾年都沒有如此放鬆過，也因此感動不已。

雖然之後還是會因為天氣以及家庭的某些狀況而頭痛，但是頭不痛的日子越來越多，也完全不需要再吃頭痛藥。

C小姐就是典型的辦公室工作所造成的肌肉緊繃。

長時間使用電腦、手機所造成的「眼睛疲勞」，以及咬緊牙關造成的「顳顎關節症候群」都有可能造成持續性的強烈頭痛。對C小姐而言，想像眼睛與嘴巴周邊的狀況，就能明顯改善頭痛的問題。

眼睛緊繃或是咬緊牙關都屬於潛意識的動作，讓人難以察覺，所以肌肉會不知不覺地越來越緊繃。

這種肌肉緊繃會不斷惡化，最終讓生活變得很不方便，而且這類問題也不只會發生在C小姐身上。

各位讀到這裡，不妨確認一下自己的眼睛是否太過緊繃、舌頭是否太過往後縮，或是用力貼在口腔裡面，應該有不少人會發現自己正莫名地緊張。

只要稍微檢視一下自己的身體，其實就能緩解這種緊張。

醫師的建議

眼睛疲勞、牙關緊咬造成的肩頸僵硬、頭痛與頭昏，都能透過想像身體的部位來達到改善。

調整坐姿，省去「不必要的努力」，就能迅速改善「失眠」與「憂鬱症」的問題

一般認為，憂鬱症的盛行率為百分之六，是每十六位日本人就有一位會罹患的疾病，而且百分之七十七至九十的患者都會併發失眠症。

我從來沒遇過健康的憂鬱症患者，尤其有失眠症狀的憂鬱症患者更是相當虛弱。乍看之下，身體好像很柔軟，但其實大部分憂鬱症患者的身體都很僵硬。

由於他們的身體失衡，通常會變得肌肉緊繃、肩膀僵硬、腰部腫脹，且呼吸又淺又喘，身體變得每走一步都很沉重，而且有些人還會出現頭痛、頭昏、想吐、食慾不振、便祕這類消化道的問題。

在如此身心緊繃的狀況之下，自律神經變得紊亂，會失眠也是理所當然的事。

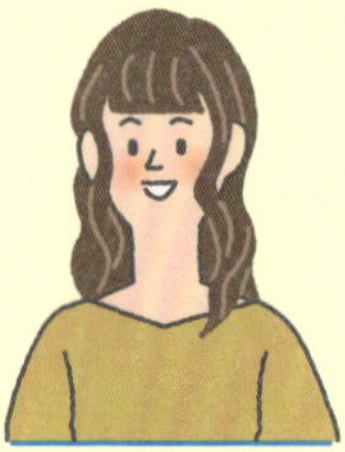

30幾歲女性
D小姐

但反過來說，只要放鬆肌肉，找回身體的平衡，憂鬱症與失眠的問題或許就能得到改善。

D小姐每天都要坐在辦公桌前面8個小時，所以有腰痛的問題，也因此前往骨科、外科求診，但不管是貼了痠痛貼布還是接受按摩，腰痛都未能得到改善。

當我知道她習慣的坐姿以及生活模式之後，我便幫她檢查了肌肉，看看有無緊繃的問題。結果發現，她不是靠著髖關節坐在椅子上，而是以骨盆代替關節支撐身體來坐著，而且不管是看著電腦螢幕，還是私人時間，她都是這種頭低低的坐姿。

於是我讓D小姐看了骨盆能夠搖晃的坐姿。只要坐在坐骨上，身體就不會因為長時間坐著辦

公而變得僵硬。

【坐姿】坐在坐骨上（102頁）

「我從來沒有覺得自己坐得這麼舒服回應」。

自律神經紊亂與肌肉緊繃都會造成惡性循環，有些人甚至幾十年都沒體會過「身體舒適的姿勢」，D小姐也是其中一人。在依照我的建議改善坐姿後，她便打從心底驚訝自己的改變。

D小姐也告訴我，她有失眠的問題。由於她被診斷出憂鬱症，所以長期服用抗憂鬱藥物與安眠藥。

因此，我把我的壓箱寶教給D小姐，幫助她放鬆身心。

【休息方式】解放脖子，感受身體的姿勢（114頁）

之後，D小姐在辦公的時候，都會注意坐骨的搖晃度，睡覺時也會試著讓脖子放鬆。

試了一陣子之後，D小姐發現自己的身體不再那麼緊繃，腰痛與失眠的問題也緩解不少。

跟身心科的醫師報告自己的狀況之後，醫師便幫她減少了安眠藥與抗憂鬱藥物的藥量，過了半年之後，她便不再需要服用上述藥物。

透過藥物與心理諮詢以外的方式治療憂鬱症算是近年來的主流，有些資料也指出，運動與冥想能有效治療憂鬱症。

不過，憂鬱症通常都有「意志消沉」的症狀，患者很難對特定的事物持之以恆，所以運動與冥想這類治療方法的效果往往很短暫。

所以我推薦大家先重新認識自己的身體。這種方法能夠立刻實踐，一點都不困難，也沒有副作用，還請大家務必試看看。

醫師的建議

身心是互相影響的，很多症狀都無法僅透過藥物改善。讓自律神經恢復正常，可說是透過生理治療心理的方法。

本書的基本概念「亞歷山大技巧」是什麼？

是消除「肌肉緊繃」，讓身體發揮百分之百潛力的技巧。

早在一百多年之前，英國的斐德列克・馬薩爾斯・亞歷山大（Frederick Matthias Alexander），發現「脖子後方的肌肉放鬆，讓脖子變得靈活，全身就會變得靈活」這點之後，發明了消除緊張的方法。

這套劃時代的方法被許多弟子推廣，更於歐美的歌舞劇、演奏、歌唱與各領域普及。本書也參考了其孫弟子之一的比爾康納布（Bill Conable）發明的概念「身體構圖（Body Mapping）」。

到底是什麼那麼厲害？

我們每個人的動作或是緊張感，都會隨著工作、興趣、生活型態、個性而不同，亞歷山大技巧是一種「緩解多餘的緊張，讓動作與姿勢放鬆」的通用技巧，應用範圍也十分廣泛，**每個人都能透過這項技巧改善自己的身體狀況**。

近年來，亞歷山大技巧也於醫療界普及。**尤其在復健或是肌肉放鬆訓練的領域，更是陸續傳出身心痛苦得到紓緩的報告**。

既然這麼厲害，為什麼很少人知道呢？

沒有這回事！女演員菅野美穗小姐最近曾在電視節目公開表示，她正在練習亞歷山大技巧，松任谷由實、保羅·麥卡尼也都曾是實踐這項技巧的學員。就連明治大學教授齋藤孝，也在他的著作《擁有好心情的儀式（上機嫌の作法，暫譯）》介紹了亞歷山大技巧喲。

尤其這幾年的氣勢更是令人驚訝。**許多亞歷山大教學書暢銷，作者也都登上電視節目與雜誌專欄，使亞歷山大技巧的知名度因此水漲船高。**

該如何體驗這項技巧？

本書能幫助大家體驗亞歷山大技巧的精髓，**但如果想進一步體驗亞歷山大技巧，可自行向住家附近的亞歷山大技巧教師聯絡**，這些教師應該能夠親自示範，幫助大家減輕煩惱。日本亞歷山大技巧協會（ＪＡＴＳ）https://alextech.net。

我平常都在兵庫縣西宮市與線上教室教課，偶爾也會在東京都授課。有興趣的讀者可透過下列的方式聯絡我。大橋SHIN的官方網站 https://www.ohashishin.com。

結語

大家聽過「蝴蝶效應」這個詞嗎？

意思是蝴蝶振翅的氣流有可能在地球的另一端引起龍捲風……我還記得小學的時候，聽到這個事實時有多麼興奮。

不起眼的小氣流能夠造成「大氣流」，進而影響整體的情況。

同樣的事情也在我們的身上發生。

本書可幫助大家糾正對身體的「錯誤印象」。

因此，就算是不起眼的努力，也有可能產生像是「蝴蝶效應」般的魔法，改善你的身體狀況。

本書介紹的都是許多人親身經歷，而且具有實際效果的方法，還請大家務必實踐看看。

「越來越多人因為自律神經失調而身體不適，到底該怎麼改善呢？」

本書針對這個問題提出了前所未有的答案。

自律神經失調症狀很難查明前因後果，就連醫院也還沒找到正確的治療方式，更有不少患者來我這裡尋求治療。

我發現，這些患者都有「身體十分緊繃」的共通之處。

而第一步該做的事情，就是放鬆身體，這點只要了解「身體的構造與原理」就能做得到。

如果大家能透過本書了解這點，那將是作者的榮幸，也非常感謝大家讀到最後。

「專治罕病患者」專業理學療法士、亞歷山大技巧教師　大橋SHIN

【著者】

大橋SHIN

「專治罕病患者」專業理學療法士、亞歷山大技巧教師

於岐阜縣出生，目前住在兵庫縣西宮市，也是「Flow Ethics」的董事長。於德國學習大提琴的時候，遇見了亞歷山大技巧，回國後取得理學療法士與亞歷山大國際合格教師的證照（日本國內首位同時擁有這兩張證照者）。於急診醫院服務後，在骨科外科診所擔任「特命理學療法士」，治療許多疑難雜症。2020年獨立創業後，開設復健與大極拳的工作室，也於學會積極發表改善姿勢的研究成果，提出許多醫療方式之外的保健方式。曾多次擔任電視節目與廣播節目的來賓，也是再版10次的暢銷書籍《10個魔法語句，1分鐘使姿勢變更美》（楓葉社文化）與《すごい自然体に読むだけでなれる4コママンガ》（飛鳥新社）的作者。

大橋SHIN的官方網站 https://www.ohashishin.com

【監修】

芦田京子

Ashida Clinic 院長

大阪醫科藥科大學畢業。於該大學醫院內科學教室以及松下記念醫院實習、研究與看診之後，於2010年創立Ashida Clinic醫院。透過營養療法、中醫、點滴療法與預防醫學的概念診治患者。

插畫
安久津みどり

封面設計
小口翔平＋嵩あかり（tobufune）

本文設計
沢田幸平（happeace）

編輯
小林徹也

圖解姿勢調整，擺脫僵硬身體！

出　　版／楓葉社文化事業有限公司
地　　址／新北市板橋區信義路163巷3號10樓
郵政劃撥／19907596 楓書坊文化出版社
網　　址／www.maplebook.com.tw
電　　話／02-2957-6096
傳　　真／02-2957-6435
作　　者／大橋SHIN
翻　　譯／許郁文
責任編輯／黃穫容
內文排版／楊亞容
港澳經銷／泛華發行代理有限公司
定　　價／360元
出版日期／2025年3月